LAZZARO SPALLANZANI

(1729-1799)

Le père de la biologie médicale expérimentale

Médecine à travers les siècles

Collection dirigée par le Docteur Xavier Riaud

L'objectif de cette collection est de constituer « une histoire grand public » de la médecine ainsi que de ses acteurs plus ou moins connus, de l'Antiquité à nos jours.
Si elle se veut un hommage à ceux qui ont contribué au progrès de l'humanité, elle ne néglige pas pour autant les zones d'ombre ou les dérives de la science médicale.
C'est en ce sens que – conformément à ce que devrait être l'enseignement de l'histoire –, elle ambitionne une « vision globale » et non partielle ou partiale comme cela est trop souvent le cas.

Dernières parutions

Gilles GROS, *Le clou de girofle en médecine bucco-dentaire*, 2013.
Gilbert GUIRAUD, *André Breton médecin malgré lui*, 2012.
Xavier RIAUD, *Napoléon 1er et ses médecins*, 2012.
Henri LAMENDIN, *Thomas W. Evans (1823-1897), le dentiste de Napoléon III*, 2012.
Xavier RIAUD, *Les Dentistes américains dans la guerre de Sécession (1861-1865)*, 2012.
Michel A. GERMAIN, *L'épopée des gants chirurgicaux*, 2012.
Henri LAMENDIN, *Carl von Linné, médecin précurseur de la pharmacie moderne (1707-1778)*, 2012.
Xavier RIAUD, *Chroniques odontologiques des rois de France et de la dynastie napoléonienne*, 2011.
Frédéric DUBRANA, *Les boiteux. Mythes, génétique et chirurgie*, 2011.
Florie DURANTEAU, *Les dents de l'Homme. De la préhistoire à l'ère moderne*, 2011.
Patrick POGNANT, *La répression sexuelle par les psychiatres. 1850-1930. Corps coupables*, 2011.
Patrick POGNANT, Psychopathia sexualis *de Krafft-Ebing. 1886-1924. Une œuvre majeure dans l'histoire de la sexualité*, 2011.

Henri Lamendin

LAZZARO SPALLANZANI

(1729-1799)

Le père de la biologie médicale expérimentale

Préambule de Jean-Guy Ferrand

Préface du Docteur Robert Sire

L'Harmattan

Du même auteur

(en accord avec l'auteur, le nombre de ses ouvrages tenant sur plusieurs pages, nous nous sommes contentés de ne citer que ses livres relatifs à l'histoire de la médecine)

Anecdodontes. Lab. Aventis Ed., Paris, 65 p., 2004.

Petites histoires de l'art dentaire d'hier et d'aujourd'hui (Anecdodontes). L'Harmattan Ed., Paris, 200 p., 2006.

Dictons, propos, slogans bucco-dentaires d'hier et d'aujourd'hui. Musée Dentaire de Lyon (Faculté d'Odontologie) Ed., Lyon, 64 p., 2006 (avec collaborateurs).

Praticiens de l'Art Dentaire du XIVème au XXe siècle (Recueil d'anecdodontes), L'Harmattan Ed., Paris, 199 p., 2006.

Soignez votre bouche par les plantes. Remèdes d'hier et d'aujourd'hui. L'Harmattan Ed., Paris, 214 p., 2007.

De l'art dentaire à d'autres arts. Anecdodontes biographiques. L'Harmattan Ed., Paris, 142 p., 2007.

Précurseurs de la phytothérapie bucco-dentaire occidentale. L'Harmattan Ed., Paris, 138 p., 2008.

Historique de l'odonto-stomatologie du sport en France. Principaux acquis techniques et scientifiques. L'Harmattan, Paris, 195 p., 2009.

Investigations et expérimentations en Odontologie. 40 années d'expériences. L'Harmattan Ed., 244 p., 2009.

Linné (naturaliste) et ...? selon plusieurs auteurs. Souvenirs Ed., Guillestre, 119 p., 2011.

Carl von Linné (1707-1778), médecin précurseur de la pharmacie moderne. L'Harmattan Ed. 126 p., 2012.

Spallanzani (naturaliste) et ... ? selon plusieurs auteurs. Souvenirs Ed., Guillestre, 121 p., 2012.

Evans (dentiste de Napoléon III) et ... ? selon plusieurs auteurs. Souvenirs Ed., Guillestre, 170 p., 2012.

Thomas Evans (1823-1897), le dentiste personnel de Napoléon III. L'Harmattan Ed. 166 p., 2012.

5-7, rue de l'Ecole-Polytechnique, 75005 Paris

http://www.librairieharmattan.com
diffusion.harmattan@wanadoo.fr
harmattan1@wanadoo.fr

ISBN : 978-2-343-00129-6
EAN : 9782343001296

Préambule

La lecture du manuscrit d'Henri Lamendin, où sont passés en revue les auteurs qui ont publié sur Spallanzani, m'a remis en mémoire les investigations que notre maître commun, le professeur Robert Delavault, avait menées, voici quelques années, sur le même personnage. Tous trois, nous avons fait partie du Laboratoire de biologie cellulaire et animale de la Faculté des sciences de l'université d'Orléans, M. Delavault en étant le directeur, Henri Lamendin, un chercheur libre et moi-même, un enseignant-chercheur.
J'ai toujours admiré la curiosité qu'Henri Lamendin portait sur toute chose. Il apportait tout son dynamisme à notre organisme. C'est probablement par son intermédiaire que M. Delavault, dans ses débuts de professorat et de direction du laboratoire, a élargi son intérêt, tout naturellement tourné vers des étudiants « classiques », destinés à l'enseignement ou à rejoindre d'autres structures de recherches où la biologie était impliquée.
C'est ainsi que fut créée, à la fin des années 1960, la Société de biologie humaine et animale du centre qui regroupait des enseignants-chercheurs certes, mais aussi des médecins, des vétérinaires, des chirurgiens-dentistes, etc. Cela a débouché sur l'accueil, en tant que chercheurs libres, de nombreuses personnes de ces secteurs dans notre laboratoire, ce qui fut, pour chacun, une source incontestable d'enrichissement intellectuel, quand on voit le nombre de thèses de 3ème cycle soutenues, sans oublier celle d'Henri Lamendin.
On ne peut que saluer une telle ouverture d'esprit, rare en milieu universitaire. Le professeur Delavault était un meneur d'hommes, accueillant et à l'écoute. Lorsqu'il a pris sa retraite, il s'est consacré à des recherches sur des personnages qui ont marqué la biologie, ne ménageant pas son temps pour se rendre

sur les lieux de vie de ces personnages, car la bibliographie par Internet n'était pas encore à l'ordre du jour.
Ma participation à cet ouvrage, par ce modeste préambule, est, pour moi, l'occasion de rendre un hommage à deux personnages « hors du commun ».

M. Jean-Guy Ferrand
Maître de conférences en retraite
Docteur ès sciences
Ex-directeur du département de biologie de l'université d'Orléans

Préface

C'est au génial homme de sciences du siècle des Lumières, l'Italien Lazzaro Spallanzani, que Henri Lamendin consacre le présent ouvrage.
Avec ce savant abbé, nous abordons le vaste domaine des sciences naturelles aussi bien dans la physiologie des grandes fonctions que dans les préliminaires de la microbiologie, avec la reproduction des « infiniment petits », ainsi que dans les sciences de la Terre, avec la géologie et la vulcanologie.
En me demandant d'en rédiger la préface - à titre de confrère, m'a-t-il dit -, son auteur m'a donné une preuve d'estime et d'amitié qui m'a touché, bien évidemment. Pourtant, elle ne me surprend pas même si elle me gratifie d'un degré de considération qui m'embarrasse quelque peu… C'est le moins qu'on puisse dire tant sont différents nos mutuels aboutissements universitaires et scientifiques, les miens étant beaucoup plus modestes que les siens.
Mais, à la réflexion, pour mener cette mission à bien, pourquoi ne pas recourir à l'écho d'un passé qui nous a été quelque peu commun et qui demeure cher à chacun ?
L'évènement a lieu en 1966. Un décret portant sur la création d'un troisième cycle d'enseignement de la chirurgie dentaire et d'un diplôme de docteur en chirurgie dentaire paraît au Journal Officiel, suivi d'un arrêté fixant une liste de CES de sciences, admis en lieu et place de CES de chirurgie dentaire.
L'occasion offerte d'acquérir une formation complémentaire valorisante a provoqué un mouvement d'enthousiasme dans l'ensemble de la profession, tous âges confondus.
Or, dans le même temps, venait de renaître de ses cendres à l'initiative du maire d'Orléans, Roger Secrétain, secondé de Gérald Antoine, recteur de la nouvelle Académie, l'ancienne

université d'Orléans qui disposait justement d'un collège scientifique.
Dès la première rentrée, les premiers praticiens les plus motivés sont venus s'y inscrire. L'année suivante, ils ont été une centaine, issus de l'ensemble de la Région Centre, qui se sont répartis dans deux unités - en biologie générale et en physiologie animale - installées dans des bâtiments provisoires préfabriqués.
Les professeurs Delavault et Wallon, enseignants d'exception, les ont dirigés et y ont officié respectivement. Ils ont su créer, chacun avec son équipe, en ces circonstances si particulières qui multipliaient leur auditoire, un climat chaleureux de communion studieuse égalitaire, tous étudiants confondus, aménageant même parfois les horaires pour permettre aux « praticiens-étudiants » d'assurer leurs rendez-vous dans leurs cabinets respectifs, situés parfois à plus d'une heure de route.
Cela a été une période particulièrement riche et édifiante, tant sur le plan de l'acquisition des connaissances que des rapports humains, qui reste gravée dans les mémoires… Dans les nôtres tout du moins, n'est-ce pas, mon cher Henri ?
Sous la pression des contraintes horaires et kilométriques, l'enthousiasme initial s'est effrité et les praticiens-candidats se sont orientés plutôt vers les CES de chirurgie dentaire dont la préparation s'adaptait mieux aux exigences de leurs cabinets.
Si quelques-uns ont mené à l'université leur cursus à terme, rares sont ceux qui l'ont dépassé… L'un d'eux, tout particulièrement, est parvenu au-delà, jusqu'au niveau de qualification et de responsabilités que l'on sait…
Henri Lamendin est donc devenu aujourd'hui ce chercheur, doublé d'un humaniste, qu'une arrière-pensée de partage anime en permanence.
Depuis près d'un quart de siècle, il porte son attention sur les « mal connus » ou les « trop oubliés », personnages notoires dans leur temps, célèbres parfois : civils, militaires, religieux, scientifiques, hommes d'Etat, dont la trace dans l'histoire semble présenter des obscurités ou tend à se perdre injustement dans la fuite des ans.
Le temps qui passe ne permet pas de résoudre toutes les incertitudes. D'abord, il estompe les excès… Tôt ou tard, il mène inéluctablement à l'oubli.

La recherche de la vérité est exigeante, car elle peut s'exprimer sous des formes diverses. Tenant attentivement grandes ouvertes les portes à tous les avis, Henri Lamendin recueille et rassemble les documents, les témoignages, les manuscrits et l'iconographie concernant la personnalité qui retient son attention.
De sa moisson, il sélectionne l'essentiel qui lui semble le plus authentiquement explicite, l'organise et le classe. Il l'imprime alors sous la forme, pour lui, familière de ces cahiers en usage dans l'univers des thèses.
L'ouvrage achevé, il laisse au lecteur la possibilité de se faire une opinion, en toute liberté…
Lazzaro Spallanzani, brillant professeur d'histoire naturelle, pour qui le certain de la connaissance ne paraissait fourni que par l'expérience, prêtre de surcroît, précurseur des plus grandes découvertes par ses approches originales de la médecine, dans son universalité et dans son ambiguïté, a parfaitement sa place sous le projecteur de notre ami Henri Lamendin.

Docteur Robert Sire
Chirurgien-dentiste en retraite
Ex-chef de clinique attaché universitaire d'enseignement
à la Faculté de Paris VI

Avant-propos

Jusqu'à présent, on a plutôt raconté l'histoire de Spallanzani de façon traditionnelle. Comme pour mes précédents recueils, négligeant cette notion, j'ai aussi rédigé celui-ci avec les mêmes soucis de simplicité et d'arrière-pensée pédagogique, cherchant à mettre en évidence certains des principaux thèmes qui ont marqué son existence.
Dans cet opus, les thèmes sont énumérés sans aucune idée d'exhaustivité, ni de classification quelconque. Je les ai illustrés par des citations tirées de livres ou d'articles de revues volontairement très divers, et plus ou moins connus, témoignant chacun d'un point de vue sur Spallanzani, pour l'ensemble de sa vie ou d'aspects plus particuliers.
Ceci est très instructif et montre comment s'écrit l'histoire, même de façon populaire, l'anecdote enrichissant souvent la grande.
Puisque cet ouvrage est fait afin que le lecteur puisse se faire sa propre idée sur Spallanzani, à partir des travaux qui ont été publiés à son sujet, j'ai rapporté quelques passages de textes écrits par différents auteurs. Je vous invite par ailleurs à consulter ceux-ci.
Pour chaque sujet, des choix ont été effectués afin de demeurer dans des « brèves » qui peuvent être lues dans l'ordre ou le désordre. Répétitions, chevauchements ou contradictions se rencontreront dans l'énoncé des différents écrivains ayant œuvré sur Spallanzani.
En espérant qu'*in fine*, en confrontant les faits et les traits, tels que rapportés, à sa réflexion personnelle, chacun aura découvert Spallanzani, l'homme, et Spallanzani, le scientifique, avec le souhait sous-jacent de le rencontrer plus avant en consultant d'autres archives le concernant.

Si je parviens à sortir Spallanzani de l'anonymat où les siècles l'ont placé inexorablement, alors je pourrai dire que mon objectif secret aura été pleinement rempli. Et c'est le cœur léger, avec la sensation du travail accompli, que je pourrai « ressusciter » - littérairement parlant s'entend - un autre oublié, ou mal-aimé, de l'histoire.

Spallanzani et sa jeunesse

Lazare Spallanzani est né le 12 janvier 1729, à Scandiano, petite ville proche de Modène. Il est le fils de Lucia Zigliani et de Nicolas Spallanzani, jurisconsulte estimé.

Destiné, par son père, à une carrière de droit, il est envoyé, à l'âge de quinze ans, dans une école de Jésuites, à Reggio, où il fait de fortes humanités. Déjà, son intelligence, sa perspicacité sont alors si manifestes que ses jeunes camarades le surnomment « *l'astrologue* ». C'est à Bologne qu'il complète son instruction et s'initie aux sciences positives, notamment à la physique qui lui est enseignée par sa cousine, la fameuse Laura Bassi[2].

Encore qu'il répugne à l'étude du droit, il s'y adonne consciencieusement par déférence au désir paternel. De surcroît, il cultive les belles-lettres et approfondit sa connaissance du grec, et du français sous la direction de Bianconi.

Peu après avoir reçu les ordres mineurs - il n'est pas certain que Spallanzani ait jamais prononcé les vœux définitifs -, il est nommé en 1754, professeur de philosophie et de littérature au Collège de Reggio. Puis, en 1760, on le charge d'enseigner la physique et les mathématiques au Collège San Carlo de Modène où il demeure une dizaine d'années.

C'est dans le domaine des lettres que Spallanzani donne les premières marques d'un talent personnel. En 1761, il publie un petit travail d'érudition, « Trois lettres adressées au comte Algarotti », où il relève assez vivement les erreurs, impropriétés et négligences qui, selon lui, déparent la traduction italienne de l'Iliade par Salvini. Ce dernier passe communément pour le meilleur interprète d'Homère et, de la part d'un débutant, il y a

[2] Laure-Marie-Catherine Bassi (1711-1178), physicienne, mathématicienne et philosophe, a joui d'une grande réputation. Elle a appartenu à plusieurs académies.

bien quelque audace à le prendre ainsi à partie. Spallanzani, dès ce coup d'essai, révèle son tempérament libre et combatif. Par la suite, il délaissera complètement la littérature, tout en gardant un goût prononcé pour les chefs-d'œuvre de l'antiquité (7).

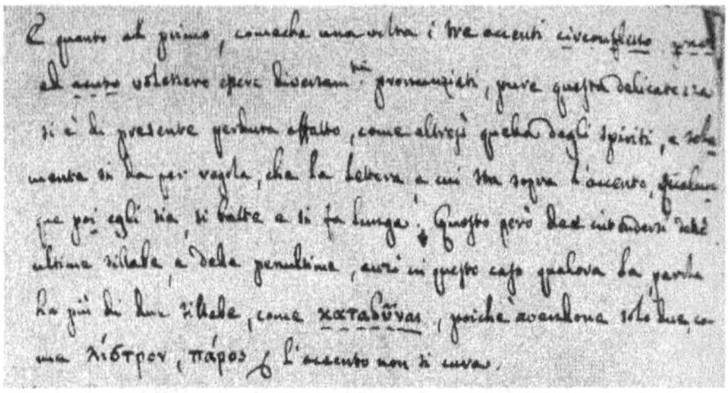

Fragment de lettre autographe de Lazare Spallanzani (20 avril 1762). Modena. Archivio di Stato (4).

Grâce à l'entremise de son ami Vallisnieri[3], ayant obtenu, de son père, la permission de renoncer au droit, il se consacre tout entier aux sciences, où il ne tarde pas à faire preuve d'une surprenante maîtrise (7).

[3] Fils d'Antoine Vallisnieri (1661-1730) qui a exercé la médecine à Scandiano et s'est rendu célèbre par ses ouvrages d'histoire naturelle : *Considérations et expériences sur la génération des vers du corps humain*, *Histoire de la génération de l'homme et des animaux*, etc.

Spallanzani et une chronologie

par les Drs Henri Lamendin et Xavier Riaud

Voici une chronologie qui montre où se situe Spallanzani dans le développement des sciences de la nature, au cours du XVIIIe siècle. Les contemporains de Spallanzani ont contesté vivement la validité des expériences avec lesquelles il a prétendu établir l'existence d'une fructification sans fécondation.

Elles sont allées à l'encontre de l'opinion scientifique courante qui, à la suite de Linné et de bien d'autres, a tenu le concours des sexes pour constamment indispensable à la reproduction des plantes, et a vu, dans les poussières polliniques, autant de « maris » pour les pistils (7).

1737 LINNÉ : *Systema naturae.*
1740 BONNET : Parthénogenèse des pucerons.
1744 TREMBLEY : Les polypes.
1749 (à 1788) BUFFON : Histoire naturelle.
1750 NEEDHAM : Nouvelles observations microscopiques.
1752 RÉAUMUR : Expériences sur la digestion.
1755 BLACK : Le gaz carbonique.
1759 HALLER : *Experimenta physiologiae corporis humani.*
WOLF (G. F.) Epigenèse de l'embryon de poulet.
1763 ADANSON : Familles des plantes.
1765 CAVENDISH : L'hydrogène.
1768 **SPALLANZANI** : Etudes sur la régénération.
1769 **SPALLANZANI** : Nouvelles recherches...
1772 PRIESTLEY : Découverte de l'azote.
1774 LAVOISIER et PRIESTLEY : Découverte de l'oxygène.
1777 LAVOISIER : La combustion, les acides.
1776 **SPALLANZANI** : Opuscules de physique animale et végétale.
1780 **SPALLANZANI** : Fécondation chez les batraciens. Travaux sur la digestion.
1780 LAVOISIER et LAPLACE : Calorimétrie.

1783 LAVOISIER : Composition de l'eau – Chaleur animale.
1789 LAVOISIER : Traité élémentaire de chimie.
1789 JUSSIEU : *Genera plantarum.*
1790 LAVOISIER : Respiration- transpiration.
1791 HUBERT : Découverte du vol nuptial chez les abeilles.
1796 JENNER : Travaux sur la vaccine.
1798 LACÉPÈDE : Histoire naturelle des poissons.

Spall. est l'abréviation botanique officielle de Lazzaro Spallanzani (Exemple : *Cerianthus membranaceus* (Spall.)).

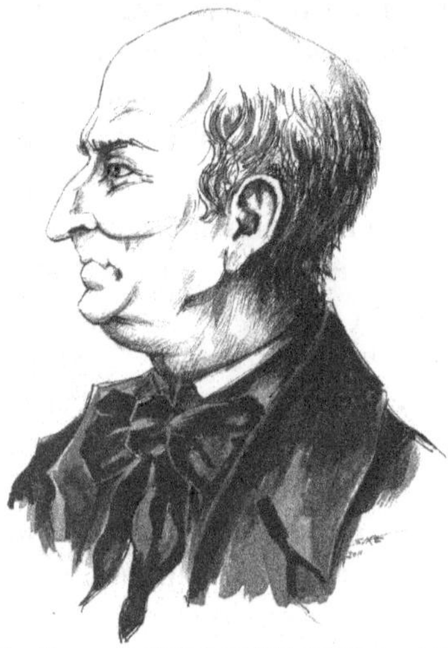

Lazzaro Spallanzani (1729-1799) (© Robert Sire, 2012).

Spallanzani et Delabarre

Marcel Delabarre (2) a exposé ceci :

Sa vie, ses expériences dans le domaine de la biologie du XVIIIe siècle. Biographie :

- 1729 : naissance de Lazzaro Spallanzani (Spalanzani, pour l'orthographe du XVIIIe siècle) le 12 janvier, à Scandiano (Emilie-Romagne)
- 1744 : entrée au collège jésuite de Reggio.
- 1749 : entrée à l'université de Bologne.
- 1753 : accès aux sciences grâce à Laura Bassi, professeur de physique.
- 1755 : doctorat.
- 1755 : professeur au collège de Reggio, où il enseigne la logique, la métaphysique et le grec, et à l'université de Reggio, qui vient d'ouvrir ses portes, où il enseigne la physique et les mathématiques.
- 1760 : premières recherches scientifiques.
- 1762 : ordonné prêtre de la Congrégation de la bienheureuse Vierge et de Saint Charles de Modène, le 26 septembre.
- 1763 : professeur au collège San Carlo de Modena, en grec et en mathématiques, et à l'université, en physique et en philosophie.
- 1768 : membre de la Royal Society de Londres. Il est dit qu'étant prêtre catholique, il a été fait une exception pour lui.
- 1769 : chaire de sciences naturelles à Pavie, où il passe tout le reste de sa vie. Il signe alors en qualité de professeur et non plus d'abbé.
- 1799 : mort de Lazzaro Spallanzani, le 11 février, à Pavie (Lombardie).

Travaux scientifiques :
1740 à 1768 : étude et expériences sur la régénération animale ;
1760 à 1771 : recherches sur la génération spontanée ;
1765 à 1780 : travaux sur la reproduction animale (grenouilles et crapauds) ; recherches sur la parthénogenèse ;
1768 à 1773 : étude sur la circulation sanguine ;
1775 à 1776 : étude sur la reviviscence (tardigrades) ;
1780 à 1788 : travaux sur la digestion ;
1786 à 1799 : travaux sur la respiration (publiés par Senebier en 1803).

Quelques domaines de la biologie dans lesquels a travaillé Spallanzani :

• La génération spontanée :

On a cru à la génération spontanée d'êtres vivants jusqu'au XVIIe siècle, mais le concept de génération spontanée des êtres microscopiques n'a été vraiment abandonné qu'avec les travaux de Pasteur au XIXe siècle.

Cependant, Spallanzani a fait diverses expériences, suite aux travaux de l'Anglais Needham, qui ont démontré de façon évidente que la génération spontanée n'existait pas. Il a été d'ailleurs soutenu, dans cette démarche, par le Suisse Charles Bonnet qui a été pour lui un grand ami.

• La reproduction animale :

La reproduction des animaux et, de fait, celle de l'homme sont mal connues au XVIIIe siècle. Les rôles joués par l'ovule et le spermatozoïde sont à la base de nombreuses polémiques. Pour les uns, il y a préformation de l'individu dans l'ovule (ovistes) ou dans le spermatozoïde (animalculistes). Pour d'autres, il y a une épigenèse, c'est-à-dire une élaboration progressive de l'être vivant. Chacune de ces deux théories a ses adeptes, sûrs d'eux, mais sans aucune preuve. Si Spallanzani a été oviste, il a fait des expériences remarquables de précision qui auraient dû logiquement lui permettre de découvrir la vérité. Mais, aveuglé par une idée préconçue, il n'a pas tiré la conclusion qui s'imposait d'elle-même.

• La digestion :

La digestion est-elle le résultat de phénomènes exclusivement mécaniques ou bien de phénomènes chimiques également présents ? Tel est le problème qui s'est posé à l'époque. Suite aux travaux de Réaumur, Spallanzani réalise, là aussi, des expériences d'une très grande rigueur, ce qui lui a permis d'obtenir des résultats probants. Il a été le premier à réaliser des expériences *in vitro* - c'est-à-dire hors de l'organisme -, et il a fait même de véritables prouesses expérimentales sur lui-même pour étudier le phénomène digestif chez l'homme.

• Importance scientifique de Spallanzani :
À partir des exemples relatés dans ces trois domaines spécifiques de la biologie, parmi tous ceux auxquels il s'est intéressé, on peut affirmer que Spallanzani a été un précurseur, un pionnier de l'expérimentation en biologie. Il a été l'un de ceux, et non des moindres, qui a apporté le ferment nécessaire pour que s'épanouisse l'expérimentation. Il a en effet préparé la route aux grands physiologistes expérimentateurs du XIXe siècle, tels que Claude Bernard. Ce domaine expérimental, quoique largement décrié aujourd'hui, a été et reste absolument indispensable pour qu'évoluent les connaissances dans le domaine de la biologie et de la médecine. Grâce à ses travaux, Spallanzani a inauguré les débuts de la microbiologie, un siècle avant Louis Pasteur.
« Spallanzani décrit les expériences (cruelles) qu'il a faites sur les chauves-souris, montrant qu'elles n'utilisent pas la vue pour se déplacer » (2). En 1795, il publie ses idées sur « un nouveau sens » chez les chauves-souris.

Ont été publiées, en français, ses œuvres suivantes :
En 1785, *Expériences pour servir à l'histoire de la génération des animaux et des plantes. Avec une étude de l'histoire des êtres organisés avant leur fécondation.*
En 1787, *Opuscules de physique animale et végétale augmentés des expériences sur la digestion.*
En 1800, *Expériences sur la circulation observée dans l'universalité du système vasculaire, les phénomènes de la circulation languissante, les mouvements du sang indépendants de l'action du cœur, la pulsation des artères* et *Voyages dans les Deux-Siciles et dans quelques parties des Apennins.*
En 1803, *Mémoires sur la respiration.*

En 1807, *Rapports de l'air avec les êtres organisés ou traité de l'action du poumon et de la peau des animaux sur l'air, comme de celle des plantes sur ce fluide.*

Spallanzani et Delavault

Dans son livre *Les précurseurs de la biologie* (1998) paru aux Editions Corsaire, le professeur Robert Delavault (3) écrit à propos de Lazare Spallanzani : « Un jeune garçon s'amuse à faire des ricochets dans les environs de Scandiano, petite bourgade italienne située entre Modène et Reggio, en Emilie, au pied des Apennins. C'est bien de son âge ! Mais, ce l'est moins d'être déjà curieux de savoir pourquoi ces petites pierres plates rebondissent ainsi à la surface de l'eau. Et, quand, le soir, rentré à la maison, il posera la question à son père, celui-ci sera fort embarrassé pour satisfaire sa curiosité. Il souhaite bien davantage que son rejeton commence à s'intéresser aux choses du droit, dont lui-même a fait sa carrière.

Lazzaro est l'aîné, ayant vu le jour le 12 janvier 1729, à Scandiano. La famille sera nombreuse puisqu'il aura deux frères et six sœurs. Le père, Gian Nicolò, juriste estimé, avait épousé Lucia Ziliani, l'année de son installation à Scandiano, en 1727.
Au cours de ses premières études, faites dans cette petite ville, Spallanzani commence à manifester des dons d'observation peu communs, prolongeant ses réflexions sur les ricochets, méditant les yeux tournés vers le ciel et les étoiles, au point que ses camarades vont le surnommer « l'Astrologue ». Puis, à l'âge de quinze ans, il rejoint Reggio, où, sous la férule des Jésuites, grâce aux libéralités de la fondation Vallisneri, il se familiarise avec la rhétorique et la philosophie. Ses maîtres ont jugé de ses qualités et voient, en Lazzaro, un futur condisciple, mais la volonté paternelle s'exerce et il gagne Bologne où il poursuit des études juridiques à l'université. Nous sommes en 1749 et il a vingt ans.

C'est un étudiant scrupuleux qui ne dédaigne cependant pas de se distraire en rimant des vers de bon aloi.
Sa vie semblait devoir suivre la ligne souhaitée par son père, mais le destin allait en décider autrement. À Bologne, il retrouve en effet une amie de la famille, qui deviendra sa cousine, Laura Bassi. Elle fait autorité en physique dans cette cité et bien au-delà de ses murs. C'est elle qui discerne et apprécie les goûts, et les aptitudes de Lazzaro pour les sciences. Ses efforts, conjugués à ceux d'Antonio Vallisneri le Jeune, vaincront les dernières réticences paternelles. Dès lors, en 1753, une voie nouvelle s'ouvre devant notre jeune homme et, s'il est comblé, il ne soupçonne guère qu'elle va le conduire vers de géniales découvertes.
Cependant, à Bologne, il continue ses humanités, cultive le latin, le grec, s'initie au français avec son maître G. Battista Bianconi, et poursuit des études à la Faculté de philosophie qui le conduiront au doctorat, en 1755. Il y a ajouté de solides notions en physique, astronomie, mathématiques et botanique, s'initiant aussi au maniement du microscope.
Il quitte ensuite Bologne et, soucieux d'épargner à sa famille les charges de son entretien, il sollicite et obtient d'enseigner au collège de Reggio. On lui confie la logique, la métaphysique et le grec. Il y reste huit ans, mais entre aussi, en 1757, à l'université de cette ville, dont la fondation ne remontait qu'à quelques années (1752). Il est chargé de l'enseignement de la physique et des mathématiques.

Il a trente-trois ans quand il se décide pour la prêtrise. Il était en effet « séminariste » depuis l'âge de huit ans, mais n'avait jamais donné suite à l'intention de revêtir l'habit ecclésiastique. Avec une dispense du pape Clément XIII, il est ordonné prêtre, le 26 septembre 1762. Il est désormais l'abbé Spallanzani.
Puis, en 1763, il quitte Reggio pour Modène. Chargé du grec et des mathématiques au collège San Carlo, il obtient aussi la chaire de physique et de philosophie à l'université. C'est à Modène qu'il commence à poursuivre des recherches qui, d'emblée, vont le rendre célèbre, sur la question tant débattue de la « génération spontanée », sur la reproduction animale et sur la circulation du sang.

Titulaire déjà, entre 1765 et 1768, de plusieurs publications remarquables sur ces sujets, membre depuis le 2 juin 1768 de la célèbre Royal Society de Londres, il va se trouver sollicité par de nombreuses universités.
Il choisit Pavie et, avec l'accord du duc de Modène, il gagne en 1769, la célèbre ville universitaire, comblant ainsi le vœu de l'impératrice Marie-Thérèse d'Autriche, qui souhaitait l'y accueillir. On lui confie la chaire nouvelle de sciences naturelles, avec la charge de créer et d'entretenir un musée d'Histoire naturelle.
Il signera désormais ses œuvres de sa seule qualité de professeur, abandonnant toute référence à sa position ecclésiastique. Il n'a que quarante ans. C'est à Pavie qu'il poursuivra, pendant trente années, sa belle aventure scientifique. »

Les animalcules et la génération spontanée

« On ne saurait commencer à suivre les travaux de Spallanzani sans parler de Charles Bonnet, qui lui fut, pour beaucoup, un conseiller, un guide, une source permanente d'idées et de critiques, dans une amitié jamais démentie. Ce naturaliste suisse (1720-1793) s'était fait connaître, alors qu'il n'avait que vingt ans, par sa découverte, sensationnelle à l'époque, de la parthénogenèse des pucerons. Il avait publié, en 1745, un remarquable *Traité d'insectologie*, avait étudié la régénération de certains vers d'eau douce et publié aussi divers mémoires de physiologie végétale. Mais, de graves atteintes oculaires, alors qu'il n'avait que la quarantaine, lui interdirent à tout jamais l'usage des instruments d'optique. Il se tourna donc vers la philosophie, empreinte parfois d'un certain mysticisme.
Mais, il gardait toutes ses facultés de raisonnement, qu'il développe dans des ouvrages remarquables tels que ses *Considérations sur les corps organisés* (1762) et sa *Contemplation de la Nature* (1765).
« *Soyez mes lunettes* ... » écrit Bonnet à Spallanzani, en 1765, de sa retraite de Genthod, sur les rives du lac de Genève. C'est à cette date que naît la collaboration entre les deux hommes. Elle se prolongera pendant plus de quinze années, jusqu'en 1781.
Le désir de Bonnet s'était exprimé dans une réponse à Spallanzani, qui lui avait, en date du 18 juillet 1765, fait

parvenir un exemplaire de son *Saggio di osservazioni microscopiche concernenti il sistema délia generazione de signori di Needham e Buffon*, qui venait de paraître à Modène. La position de Spallanzani sur le problème fondamental de l'origine des « *animalcules des infusions* », découverts en 1674 par Leeuwenhoek, éclairait en effet d'un jour tout nouveau la question toujours vivement débattue de la « *génération spontanée* ». L'ouvrage de Spallanzani avait soulevé l'enthousiasme du naturaliste suisse, qui sut voir, d'emblée, les qualités originales de ce chercheur italien.

À l'époque, l'étude de l'origine de ces animalcules, vainement abordée par Leeuwenhoek, avait été reprise par l'abbé anglais John Turberville Needham (1713-1781), qui avait publié les résultats de ses recherches, en 1745, à Londres, dans ses *New Microscopical Studies*. Or, en 1760, Spallanzani, se trouvant à Reggio, eut connaissance de l'ouvrage de Needham, et l'on peut affirmer que sa lecture marque le départ de la carrière scientifique prestigieuse de notre abbé.

Needham avait expérimenté en faisant agir la chaleur sur les infusions, pensant ainsi détruire toute trace de vie dans les flacons qu'il utilisait. Et cependant, quelques jours après, leur contenu grouillait d'animalcules. Pour Needham, il ne faisait donc aucun doute que ces animalcules, nouveaux venus, tiraient leur source d'une « *force productrice ou végétative* ». Il défendait ainsi, sans restriction, l'opinion des « *spontanistes* » entièrement partagée d'ailleurs par Buffon, qu'il connaissait pour lui avoir été présenté, à Paris, par le président de la Royal Society. Pour Buffon, certains êtres peu organisés naissent spontanément par une agrégation fortuite de « *molécules organiques* » libérées après la mort d'autres êtres d'organisation plus complexe. Il admettait donc sans discussion la génération spontanée de ces « *modestes* » animalcules.

En 1760 donc, Spallanzani décide de reprendre les expériences de Needham, entre en correspondance avec lui, alors que l'abbé anglais séjourne en Italie, et lui confirme bientôt, que de son côté, il recoupe ses observations. Mais, Bonnet, toujours à l'affût de nouveautés scientifiques, va formuler à Needham des critiques sur ses travaux. Nous sommes alors en 1761 et Needham va certes s'empresser de répondre au Genevois qu'il

recueille l'agrément « *d'un professeur de Reggio* ». Cet accord n'ira cependant pas loin, car l'esprit critique de Spallanzani, qui s'ouvre et s'affine, ne peut s'accommoder sans réserve des techniques expérimentales de l'abbé anglais, qu'il juge ne pas être sans failles. Et, pendant plus de quatre années il n'aura pas de cesse de passer au crible toutes les objections qu'il se formule à lui-même, les soumettant à l'analyse expérimentale la plus stricte à partir d'hypothèses de travail mûrement réfléchies. Bonnet avait vu juste en pressentant, dans ses *Considérations sur les corps organisés*, que le « *professeur de Reggio* » pourrait bien adopter dans l'avenir une attitude beaucoup moins favorable aux vues de Needham. Car, Spallanzani, dans son *Saggio* prenait nettement une position antispontaniste en écrivant : « *Le soupçon des œufs subsiste toujours* ». Mais, Needham ne se tient pas pour battu. Il va formuler ses propres critiques, toujours animé du ferme sentiment qu'existe ce qu'il croit devoir être. Fâcheuse attitude intellectuelle « *qui verra son échec confirmé par les nouvelles recherches de Spallanzani* ». Elles se sont poursuivies en 1770 et en 1771, et leur publication se fait à Modène, en 1776, dans le premier volume des *Opuscoli di fisica animale e vegetabile*.
Bonnet s'était constamment tenu au courant de ces travaux, prodiguant ses conseils, ses idées et ses encouragements. Voltaire lui-même, alors octogénaire, s'y était vivement intéressé. Et Pasteur viendra, qui tranchera définitivement cette question si longtemps débattue de la « *génération spontanée* ». L'illustre savant avait d'ailleurs une profonde admiration pour son prédécesseur. Il avait un portrait de lui dans son bureau. »

La reproduction animale
« Spallanzani abandonne ces travaux vers l'année 1771. Il poursuivra d'autres recherches, toujours en compagnie de l'amitié vigilante de Charles Bonnet. »
• Les animalcules spermatiques
« Dès 1765, alors qu'il était à Modène, Spallanzani s'était intéressé aux produits de la « *semence* » animale que Leeuwenhoek avait décrits pour la première fois en 1677, soit un siècle auparavant. Il est vrai que, du temps de notre abbé, on discutait encore beaucoup sur leur nature. Certains même niaient totalement leur existence sous le fallacieux prétexte de

ne les avoir jamais vus, tel Valmont de Bomare (1731-1807). Buffon et Needham prétendaient qu'ils naissaient de l'assemblage de ces « *molécules organiques* », auxquelles ils croyaient tant, et qui se trouvaient contenues dans la « *liqueur séminale* ».
D'autres, toutefois, sans rejeter leur existence organisée, doutaient de leur nature « *animale* ». À peu près seul, von Haller la défendait. Bonnet se tenait sur la réserve, mais c'est lui qui va décider Spallanzani à essayer de trancher sur cette question dans une lettre qu'il lui adresse le 21 avril 1771.
Spallanzani obtempère aussitôt, relit Leeuwenhoek et Buffon, choisit le microscope simple adapté dans le dispositif de Lyonnet, examine le sperme d'animaux « *à sang chaud* » (taureau, cheval, lapin et homme) et d'animaux « *à sang froid* » (carpe, crapaud, grenouille)... Ses interprétations sont sans équivoque : les éléments de la semence sont de « *véritables animaux* », des « *vermisseaux* » spermatiques et il le publie, en 1776, dans ses *Opuscoli difisica animale e vegetbile*, sous le titre *Observazioni e esperienze intorno ai vermicelli spermatici dell uomo e degli animali.* Il vitupère contre les assertions mensongères de Valmont de Bomare. Buffon lui-même n'est pas épargné. »

• La fécondation externe

« Du temps de Spallanzani, si la fécondation par voie interne était admise chez les animaux possédant un organe copulateur, il en était tout autrement à propos de ceux qui en sont dépourvus. Les discussions étaient vives au sujet des grenouilles, des crapauds et autres amphibiens chez lesquels on n'admettait guère, généralement, que la fécondation soit externe. À peu près seuls, Swammerdam et Leeuwenhoek avaient soutenu ce point de vue, ainsi que l'Allemand August J. Roesel von Rosenhof, dans son *Historia naturalis ranarum*, parue à Nuremberg, en 1758.
Mais, aucune preuve décisive n'avait été fournie et beaucoup faisaient appel à l'existence de mécanismes internes qui, à nos yeux contemporains, apparaissent bien fantaisistes, tels ceux que défendait Friedrich Mentzius, en prétendant que le liquide séminal des mâles doit sourdre des callosités qu'ils possèdent aux pouces pour ensuite pénétrer dans la poitrine des femelles et

gagner leurs glandes génitales. C'est ainsi qu'il en parle dans *De generatione paradoxa ranarum*, paru à Leipzig, en 1724.
En 1736, Réaumur s'intéresse à son tour, au problème de la fécondation chez les grenouilles. Sa collaboratrice, Mlle Du Moustiers du Massigli, eut l'opportunité, un jour, de voir sortir, du « *derrière* » d'un mâle, lors de l'accouplement, un jet ressemblant au « *jet de fumée de pipe* ». S'agissait-il de la semence ? Réaumur, malgré ses efforts, ne put observer à son tour ce phénomène.
C'est alors que, devant cette incertitude, il décide de faire appel à l'expérimentation, aidé de l'abbé Nollet. Ils confectionnent des « *petites culottes de vessie* » dont ils habillent les grenouilles mâles, espérant récolter, à l'intérieur, leur semence. Dans l'affirmative, la preuve eût été faite de son expulsion au dehors, par l'orifice du cloaque. Mais, il faut croire que les grenouilles furent rebelles à ce traitement et habiles à se débarrasser de ce fâcheux accoutrement, car nos expérimentateurs ne subirent que des échecs.
C'est alors que Spallanzani entre en scène. C'est la grenouille verte qu'il choisit.
Plus heureux et sans doute plus habile que ses prédécesseurs Réaumur et Nollet, qui l'avaient d'ailleurs tenu au courant de leurs échecs, il confectionne des caleçons étanches dont il affuble des mâles avant qu'ils rejoignent leur femelle.
Dès lors, en dépit de l'accouplement et de l'émission des œufs, aucun d'eux ne se développe. La fécondation n'a pas eu lieu, la liqueur séminale s'étant trouvée retenue à l'intérieur du caleçon.
Puis, il décide d'aller plus avant dans l'expérimentation. Il ouvre le ventre de femelles alors qu'elles sont accouplées et constate que les œufs non encore pondus, pris directement dans la cavité abdominale, ne se développent pas, non plus que ceux prélevés dans les voies utérines. Par contre, les œufs recueillis après leur expulsion au cours de l'accouplement donnent des têtards. La réalité de la fécondation externe venait d'être démontrée. »

• La fécondation et l'insémination artificielles
« Puisque les œufs de grenouille sont fécondés à l'extérieur, dans l'eau, n'est-il pas possible de reproduire artificiellement ce phénomène ? C'est l'idée que reprend Spallanzani, car elle lui avait été suggérée par Bonnet, dès 1767. Celui-ci avait su que

Malpighi avait, un siècle auparavant (1669), tenté de féconder des œufs du ver à soie en les arrosant de la semence de mâles. L'expérience n'avait pas été couronnée de succès, mais Bonnet pensa qu'on pourrait la reprendre au sujet des grenouilles, d'autant plus qu'il avait appris qu'un Autrichien, M. Jakobi, avait réussi, vers 1763, à obtenir des alevins de truite en mélangeant, dans l'eau, les œufs et la laitance.

Bonnet ayant réitéré ses conseils par une lettre à son cher abbé, le 18 janvier 1772, celui-ci se met à la tâche. Il confectionne des caleçons étanches et recueille la semence. Il en arrose des œufs vierges pris dans le ventre de femelles, dont il sait, par expérience, ne pas pouvoir se développer, et c'est le succès. Les têtards naissent et se développent.

C'était une « *grande première* » expérimentale *en laboratoire* dans l'histoire de la biologie.

Spallanzani, en 1779, fait paraître à Sienne, un article essentiel sur la « *Fecondazione artificiale* » dans *Prodromo délia nuova Encidopedia italiana* et revient, sur cette question, dans *Disseriazioni di fisica animale e vegetabile,* publié à Modène, en 1780.

Il décide alors de faire preuve d'audace. Il entreprend de tenter la « fécondation » artificielle d'une chienne, sans doute en 1780, et réussit. Ce qui fait déborder l'enthousiasme de Bonnet, qui, dans une vue prophétique, écrit à Spallanzani, dans une lettre du 13 janvier 1781, que sa découverte aura dans l'espèce humaine « *des applications* (...) *dont les suites ne seront pas légères* ».

Nous en sommes convaincus, à notre époque, depuis que le médecin anglais William Hunter (1718-1783) a réussi, à la fin du XVIIIe siècle, la première insémination artificielle chez la femme. »

• Les œufs et la semence

« Dans l'esprit de Spallanzani, quelles pouvaient être, au cours de la fécondation, les parts revenant respectivement aux animalcules de la semence et aux œufs ? Ici, curieusement, Spallanzani ne saura pas, ou ne voudra pas, se pencher sur le rôle que jouent les spermatozoïdes. Et, cependant, reprenant et améliorant les techniques de la fécondation *in vitro*, il démontre qu'une quantité infime de liqueur séminale suffit à l'assurer, et qu'il ne l'obtient jamais s'il filtre successivement et soi-

gneusement la liqueur fécondante jusqu'à épuisement complet des « *vermisseaux spermatiques* ». Mais, il n'en tire malheureusement aucune conclusion.
Il est vrai qu'avec Bonnet, il était « *oviste* », partageant l'avis de ceux pour qui l'œuf n'était autre que le fœtus lui-même, la semence ne servant qu'à l'activer et à déclencher l'agrandissement du germe totalement préformé. Dès lors, pour lui, le rôle des animalcules devenait bien minime et sans intérêt apparent. Doit-on ici juger Spallanzani d'avoir été victime d'une idée préconçue si peu dans sa manière ? Sans aucun doute, mais il fut cependant assez sage pour écrire que ces questions étaient « *au-dessus de la sphère des connaissances humaines* ». Laissons-lui l'avantage d'avoir pensé qu'il ne songeait ainsi qu'à son époque et qu'il ne doutait pas que l'avenir pourrait bien lui donner tort, ce qui advint quand le rôle des spermatozoïdes dans la fécondation fut établi une quarantaine d'années plus tard, en 1824, par le physiologiste suisse Jean-Louis Prévost (1790-1850) et le chimiste français Jean-Baptiste Dumas (1800-1884). Et cependant, Spallanzani avait eu en mains, à son heure, tous les éléments de cette découverte exceptionnelle. »

• Sur la voie de la parthénogenèse expérimentale
« On voit le peu de cas que faisait Spallanzani du rôle de la semence dans la fécondation des œufs, la tenant comme un simple élément d'excitation nécessaire à leur développement.
Dès lors, puisque cette semence ne présente guère d'importance, ne peut-on artificiellement la remplacer ? Telle est l'idée de notre abbé. Il essaie donc, sur des œufs vierges de grenouilles, l'action du sang, de la bile, de sucs obtenus à partir de divers organes, celle du vinaigre, de fluides acides et alcalins, du safran, et même celle de l'électricité à la suite d'une suggestion que Bonnet lui avait faite. Mais, toutes ses tentatives se solderont par des échecs. Ce n'est que bien après lui que deux chercheurs réussiront à provoquer expérimentalement le développement de l'œuf sans l'intervention du spermatozoïde, c'est-à-dire la parthénogenèse : Jacques Loeb, par divers traitements physiques ou chimiques de l'œuf vierge d'oursin (1901), et Eugène Bataillon, par simple piqûre de l'œuf vierge de grenouille (1910). On voit que l'idée fausse de Bonnet et de Spallanzani, sur le rôle négligeable du spermatozoïde, aurait pu

conduire ce dernier, à la découverte de la parthénogenèse expérimentale. A leur manière, ils auraient illustré ce paradoxe, où il apparaît qu'une erreur de jugement est parfois source de progrès en recherche scientifique. »

Le renouveau et le réveil de la vie
« Spallanzani ne cesse de nous étonner quand on songe qu'il se fait aussi connaître à propos de recherches sur la régénération, et de la question de la reviviscence. »
• La régénération animale
« C'est le suisse Abraham Trembley (1710-1784), cousin de Charles Bonnet et de dix ans son aîné, qui découvre, en 1740, l'étonnant pouvoir de régénération de l'Hydre d'eau douce, dont Leeuwenhoek avait observé la reproduction asexuée. Il était alors précepteur chez le comte Bentinck, au voisinage de La Haye. Le 25 novembre de cette année-là, il coupe en deux une Hydre, ne sachant s'il s'agit d'une plante ou d'un petit animal. Il a l'heureuse surprise de voir que chacune des moitiés reforme un être complet. Doutant encore de la nature animale de l'Hydre, Trembley entretient Réaumur de ses observations. C'est lui qui va trancher, reconnaissant sans équivoque qu'il s'agit d'un animal. Il propose à Trembley de nommer « *polype d'eau douce* » cet animal, en raison de ses ressemblances avec les animaux marins du même nom.
En découvrant expérimentalement cette régénération, Trembley confirme d'autres constatations faites auparavant par Réaumur sur la néoformation des « pattes » de l'écrevisse (1712). Dans son ouvrage remarquable *Mémoire pour servir à l'histoire d'un genre de polype d'eau douce à bras en forme de cornes*, paru en 1744, Trembley ouvre la voie nouvelle des études sur la régénération animale. Vingt années vont passer sans grande nouveauté, mais Bonnet veille, comme à l'accoutumée. N'a-t-il d'ailleurs pas, lui-même, travaillé autrefois avec Réaumur, précisément, sur la régénération du ver de terre ? Mais, c'est l'époque où sa vue faiblit. Nous sommes en 1765 et il va connaître Spallanzani, qui vient de lui envoyer son Saggio. Tout aussitôt, il lui demande de s'occuper de ce ver de terre, auquel, autrefois, il avait accordé ses talents d'expérimentateur. Spallanzani acquiesce et prolonge ces recherches sur les vers d'eau douce, l'escargot et certains vertébrés : têtards de crapauds

et de grenouilles, tritons. Il en publie les résultats en 1768, à Modène, dans *Prodromo di'un opera da imprimersi sopra le riproduzioni animali*. Le préambule est dédié à l'abbé Nollet. De toutes ces recherches, nulle n'a suscité autant d'engouement, à l'époque, que celles concernant la régénération de la tête de l'escargot. Voltaire lui-même s'en est mêlé, correspondant avec Spallanzani, et se livrant à des décapitations non toujours dépourvues, semble-t-il, de quelque fantaisie. »

• Vie ralentie et reviviscence

« On sait que la reviviscence d'animaux desséchés et en vie latente avait été découverte par Leeuwenhoek, en 1701, chez les rotifères. Après lui, le même phénomène avait été trouvé chez les « anguillules » du blé niellé, par Needham (1743), et, en 1771, du temps de notre abbé, un de ses proches en religion, Felice Fontana (1730-1805), était célèbre pour les démonstrations qu'il en faisait à Florence.

Spallanzani, en 1775 sans doute, décide de s'attaquer à cette question. Il reprend les observations de Leeuwenhoek sur les rotifères et découvre les tardigrades, qui présentent la même propriété. Il contrôle les observations de ses prédécesseurs sur les « anguillules ». Il traite de toutes ses recherches dans *Opuscoli di fisica animale e vegetabile*, paru à Modène, en 1776, dont il envoie un exemplaire à ses amis et à ses correspondants. Assurément, il s'y montre « résurrectionniste », la vie étant pour lui « entièrement perdue » sans qu'il conçoive qu'en réalité il s'agit simplement d'une vie « suspendue ».

Il s'émerveille devant ce prodige de la nature. « Un animal qui ressuscite après sa mort, écrit-il, et qui, dans certaines limites, ressuscite autant qu'on le veut, est un phénomène si inouï qu'il en paraît invraisemblable et paradoxal ; il confond les idées les mieux reçues sur l'animalité, il en fait naître de nouvelles ; il devient un objet aussi intéressant pour les recherches du naturaliste que pour les spéculations du métaphysicien ». On voit que Spallanzani ne manque jamais l'occasion de réfléchir aux éventuelles ressources à tirer d'un phénomène. »

Spallanzani physiologiste
par les Drs Henri Lamendin et Xavier Riaud
« La rigueur dans l'observation et l'expérimentation, chez Spallanzani, se retrouve dans les grands domaines de la physiologie, qui, à son époque, comportaient encore de grandes zones d'ombre. »
• La circulation sanguine
« C'est William Harvey (1578-1657), qui, le premier, a démontré que la circulation du sang obéit à des circuits clos. Il se rendit célèbre par son ouvrage *Exercitatio anatomica de motu cordis et sanguinis in animalibus*, paru en 1628. Il n'avait pas découvert le passage du sang des artères dans les veines. C'est à Leeuwenhoek qu'on doit de l'avoir étudié au microscope, en 1688, précisant les descriptions qu'en avait faites Malpighi en 1661. Malpighi avait choisi d'observer les capillaires sanguins du poumon de la grenouille et Leeuwenhoek, ceux des branchies et de la queue des têtards de cet animal. Spallanzani, quant à lui, suit la circulation sanguine chez l'embryon de poulet après avoir consacré de nombreuses semaines, l'œil rivé au microscope, à vérifier les dires de ses prédécesseurs, non seulement chez les amphibiens, mais encore chez les reptiles. C'est en embryologiste qu'il se comporte, observant patiemment toute l'évolution de l'appareil circulatoire.
Il publie ses observations à Modène, en 1768, l'année de la parution du *Prodromo*, sous le titre *Dell'azione del cuore ne' vasi sanguigni*, puis, toujours à Modène, en 1773, dans *De' fenomeni délia circolazione osservata nel giro universale de'vasi.* Dans ce domaine, s'il n'a rien découvert de fondamental, il a contribué, cependant, aux recherches en embryologie descriptive, dont on doit la création à Kaspar Friedrich Wolff. »

• L'étude de la digestion
« Du temps de notre abbé et depuis que Van Helmont avait découvert, l'un des premiers, l'existence du suc gastrique, aux alentours de 1640, on ignorait à peu près tout des mécanismes de la digestion. Certes, dans le courant du XVIIe siècle, on soupçonnait le rôle de la salive, du suc pancréatique, celui des glandes de l'intestin, mais on ne percevait guère comment la digestion pouvait obéir à une série d'étapes successives. Le rôle

de l'estomac lui-même demeurait fort confus et l'on ne savait pas y discerner les parts respectives des actions mécaniques, et chimiques. Réaumur s'était penché sur ce problème après Borelli, qui avait démontré, avec l'aide de Francesco Redi, l'existence de la trituration des aliments dans le gésier des oiseaux. Réaumur avait formulé ses conclusions dans deux mémoires consacrés aux *Observations sur la digestion des Oiseaux*, parus en 1752. Elles faisaient suite à toute une série d'expériences et aux premiers essais infructueux de digestion pratiquée en dehors des organismes. Réaumur distinguait deux types de digestion : purement mécanique, propre aux herbivores et aux granivores, exclusivement chimique chez les carnivores.
C'est alors que, vers 1780, Spallanzani décide d'étudier de son côté cette digestion « artificielle », *in vitro*, tentée sans succès par son illustre prédécesseur. Il parvient à obtenir du suc gastrique chez des oiseaux à jeun, le place dans deux tubes, l'un contenant des grains de froment écrasés, l'autre un petit morceau de chair de chapon. Après avoir scellé ces tubes, il les fixe sous ses aisselles pour y entretenir une douce chaleur. Il constate qu'au bout de trois jours, une dissolution complète de leur contenu s'y est opérée. Le pouvoir dissolvant du suc gastrique venait d'être démontré, constituant ainsi une première en physiologie expérimentale.
Puis, Spallanzani a le souci de chercher à vérifier si ce phénomène est généralisable. Aussi prolonge-t-il *in vivo* les recherches sur le chat, le chien, le mouton, la grenouille, la salamandre et sur lui-même. Ingérant des tubes de bois percés de trous et contenant des fragments d'aliments, il constate, en les récupérant, que la digestion s'y est accomplie. Et cependant, il écrit avec un certain humour : « Mon estomac n'est pas meilleur qu'un autre. Il est faible, comme celui de la plupart des gens de lettres ». Il va plus loin encore, cherchant à se procurer son propre suc gastrique. Il y réussit, mais y renonce bientôt devant les désagréables exercices qui préludent à ce besoin.
Spallanzani regroupe ses réflexions dans un mémoire, qui sera traduit en français par Jean Senebier, intitulé *Expériences sur la digestion de l'homme et de différentes espèces d'animaux*. Paru à Genève, en 1783, il reçoit un bon accueil, mais sera vivement critiqué par John Hunter (1728-1793), chirurgien et anatomiste anglais. Spallanzani lui répondra dans *Una lettera apologetica*

in risposta aile osservazioni sulla digestione del Signor Giovanni Hunter, contenue dans les *Opuscoli scelti* di Milano, publiés en 1788. Vaine querelle encore puisque l'avenir devait donner raison à l'abbé. »

• La respiration des organismes
« Les dernières recherches de Spallanzani porteront sur la respiration chez les animaux et les végétaux. S'il ne contribue guère aux progrès de cette étude chez ces derniers, il apporte par contre une contribution nouvelle et capitale dans l'analyse des processus respiratoires dans le règne animal. C'était le temps où Lavoisier venait de prouver (1777) que la respiration est assimilable à une combustion lente et le célèbre chimiste en avait fixé le siège exclusif dans les poumons. Spallanzani va démontrer non seulement le caractère universel de la respiration, y compris chez les animaux dépourvus de poumons, mais encore que toutes les parties d'un organisme fixent l'oxygène et rejettent du gaz carbonique. Il découvre ainsi la respiration des tissus.
Son œuvre dans ce domaine ne sera pas publiée de son vivant. C'est Senebier qui la fera paraître, en 1803, à Genève, sous le titre *Mémoire sur la respiration, par L. Spallanzani*, grâce aux notes de l'abbé que lui avait remises son frère et grâce à Venturi, un de ses amis. Une édition dans la langue natale de Spallanzani, *Memorie su la respirazione*, paraîtra à Milan la même année. »

L'expérimentateur et l'homme
« En ce siècle des lumières et des philosophes, Spallanzani s'est élevé à un niveau inégalé dans l'étude des sciences de la vie. C'est le premier biologiste moderne. Il a vécu avec passion l'expérimentation, avec ses doutes, ses scrupules, ses remises en question, ses critiques sur lui-même et ses joies de la découverte.
Il a tout inventé. Bonnet disait de lui : « *Vous nous avez découvert plus de vérités en cinq ou six ans, que des académies entières en un demi-siècle* ».
Ce fut un maniaque de la précision, de la vérification sans cesse renouvelée, serrant constamment de plus en plus près l'étude

des facteurs susceptibles de modifier tel ou tel phénomène afin d'en connaître les causes.
Beaucoup se sont étonnés et s'étonnent encore en apprenant qu'il n'était pas *medicinae doctor*. Et cependant, pionnier de la physiologie expérimentale, qui, mieux que lui, a su servir la médecine ? (3) »

Spallanzani et Van Leeuwenhoek

Lorsque l'on écrit sur Spallanzani, c'est souvent que l'on cite Van Leeuwenhoek, comme, par exemple, dans ce cas : *Spermatozoan Biology from Leeuwenhoek to Spallanzani*, par Castellani (1). Aussi me semble-t-il bon de faire un bref rappel à propos du « *Drapier de Delft* ».
Vers 1665, Antoine Van Leeuwenhoeck, drapier à Delft (Hollande), fabriqua le premier microscope en superposant des lentilles dans le but d'observer des textiles. Esprit curieux, il observa à l'aide de cet instrument des particules provenant de la surface de sa peau, de sa bouche ou de ses dents, et les dessina. Il découvrit et décrivit le premier, le monde microbien.
« *Les organismes vivants contiennent des organes constitués de tissus faits de la juxtaposition de cellules. La cellule est une structure physique qu'on retrouve chez tous les êtres vivants. Elle possède un cytoplasme et un noyau limités l'un et l'autre par une membrane cytoplasmique ou nucléaire* ».
« *C'est un monde prodigieux dans sa diversité qu'il découvre* » a rapporté Delavault (3), dont il relate la richesse dans sa correspondance, qui fut présentée les 1er, 15 et 22 février 1677, devant les membres de la Royal Society. À la fin de la même année, Robert Hooke témoigne devant eux de l'exactitude des faits observés et c'est un accord unanime qui salue ces découvertes. La protistologie était née.
Mais, plus étonnant encore, la bactériologie elle-même naissait. Car, il est indiscutable que Leeuwenhoek découvrit l'existence des bactéries, dont il relate d'ailleurs que ces « *êtres* », qui se meuvent « *de la façon la plus réjouissante* », sont si petits qu'il en tiendrait plus d'une centaine, alignés le long d'un grain de sable. Certains auteurs, tel Kluyver, fixent même la naissance de la bactériologie à la date du 24 avril 1676. Il est vrai que Leeuwenhoek indique souvent, dans ses lettres, les dates de ses

observations. On dispose ainsi d'un précieux registre de la chronologie de ses découvertes.
Quelques années plus tard, en 1683, dans sa lettre du 17 septembre, Leeuwenhoek fournira des dessins de bactéries provenant de la plaque dentaire. Ce sont les premières illustrations que l'on possède du monde bactérien. Certes, il ne pouvait en appréhender la signification, mais, à bien des égards, il fait preuve d'une profonde intuition en estimant que ces êtres eux-mêmes doivent intervenir dans le système des équilibres du monde vivant…
Leeuwenhoek étudiera les spermatozoïdes (1) chez une trentaine d'espèces de vertébrés et d'invertébrés : mammifères (rat, chien, mouton...), oiseaux (coq), amphibiens (grenouille), poissons (brochet, perche, saumon...), insectes (hanneton, moustique, pou...) ou encore mollusques (huître, moule d'eau douce...). Il consacrera encore son attention à cette étude, en 1717, alors qu'il atteignait l'âge de quatre-vingt-cinq ans.
Dans une de ses lettres en date du 26 juillet 1683 sur ces « animalcules », il fait une comparaison qui nous paraît actuellement amusante. Ayant estimé que, dans la semence d'un merlu, dix mille de ces « *petits animaux à longue queue* » peuvent être contenus dans un grain de sable, il en déduit que la laitance d'un de ces poissons contient, à elle seule, plus de petits animaux vivants qu'il n'y a d'hommes vivants sur toute la surface du globe…
On doit évoquer la contribution qu'apporta Leeuwenhoek, à sa manière, dans la controverse sur la génération spontanée, qui ne devait s'éteindre définitivement qu'avec les remarquables recherches de Pasteur.
Il a participé directement aux recherches visant à trancher sur cette question. En effet, dès 1676, quand il eut observé les animalcules grouillant dans l'eau, il s'était d'abord demandé s'ils naissaient spontanément d'« *une ségrégation fortuite des particules de l'eau* », mais, très rapidement, il abandonna cette idée et avança que ces animalcules, ou tout du moins leur précieuse « *semence* », préexistaient dans le milieu où il les avait décelés.
Les végétaux eux-mêmes ne devaient pas être oubliés par Leeuwenhoek. Ainsi, dans les *Arcana naturae détecta* (1695-1719), regroupant tout un ensemble de lettres, il décrit les vaisseaux ponctués et réticulés. Il étudie les faisceaux libéro-

ligneux des monocotylédones et des dicotylédones, et note leur disposition éparse chez les premières et leur distribution circulaire chez les secondes. La présence d'amidon, de formations cristallines ne lui a de plus pas échappé.
Pour avoir une idée de la puissance d'observation de Leeuwenhoek, reprenons ici, ce que Baker écrit dans son chapitre consacré aux « *feuilles* » : « *M. Leeuwenhoek, ayant mis en pièces une feuille de l'espèce de buis nommée palmaceris, pour pouvoir mieux l'examiner, trouva dans l'un de ses côtés 172 090 pores, et, comme l'autre côté devait en avoir autant, le nombre entier des pores dans une feuille simple de buis devait être de 344 801* ».
On sait désormais comment Leeuwenhoek a pu observer avec autant de précision toutes ces structures. Les découvertes de Ford montrent en effet que Leeuwenhoek sut maîtriser la confection des coupes fines au rasoir, dès l'année 1674, au début de ses recherches. Il fondait ainsi la microtomie, encore que son mérite soit partagé avec Robert Hooke (1635-1703), dont les dessins des « cellules » du liège ont été réalisés à partir de l'observation de coupes transversales et longitudinales, et assurément avec Marcello Malpighi (1628-1694), et Nehemiah Grew (1641-1712), qui étudièrent de nombreuses coupes de végétaux. Mais, Leeuwenhoek conserve le privilège d'avoir étendu la méthode des coupes au matériel animal.
Découvrant les « globules » sanguins, les êtres unicellulaires, les bactéries, la reviviscence, Leeuwenhoek a aussi fourni une contribution décisive au problème de la circulation du sang, à l'identification des spermatozoïdes. Histologiste et cytologiste, il a jeté les bases de la micrographie avec Hooke, Malpighi, Grew, science qui se développera au XVIIIe siècle…
On voit que Leeuwenhoek eut une « carrière scientifique étonnante », d'autant plus qu'il n'était pourvu d'aucun grade universitaire, d'aucune formation, ne possédant pour s'exprimer que sa langue natale en un temps où l'ignorance du latin ne permettait guère de considération. Mais, ce désavantage, qui pouvait faire obstacle à sa réussite, devait bien au contraire la favoriser, car il a échappé à tout esprit d'école et n'a pas dû subir la contrainte des doctrines de son temps alors en vigueur.

Sa renommée fut mondiale et l'on sait qu'il fut élu membre de la Royal Society. Les grands d'alors, souverains d'Angleterre, de Russie ou d'Allemagne ont sollicité la faveur de le rencontrer à Delft (3).

Spallanzani et Vaccari

Dans une communication au Comité français d'histoire de la géologie, Ezio Vaccari (9) a rapporté les propos suivants à propos de Spallanzani : « Lazzaro Spallanzani (1729-1799) est certainement l'une des figures les plus éminentes de la science italienne de la fin du dix-huitième siècle. Il peut être considéré comme un exemple très significatif du niveau d'éclectisme scientifique et d'encyclopédisme atteint par les naturalistes italiens à la fin de ce siècle, alors même que certaines disciplines de recherche commençaient à s'organiser sous l'effet d'une tendance graduelle à la spécialisation. Etudier la vie de Spallanzani, son activité scientifique, ses voyages et sa vaste correspondance internationale ne nécessite pas seulement de reconstituer sa biographie, mais aussi de s'intéresser à divers aspects généraux de la science italienne et européenne.
Les historiens de Spallanzani peuvent se considérer comme favorisés, car les sources primaires concernant ce savant italien sont particulièrement riches et intéressantes. Il laissa en effet un nombre impressionnant d'articles et d'ouvrages imprimés, souvent traduits dans les principales langues européennes et plus de deux cents volumes d'archives personnelles manuscrites, y compris une énorme correspondance avec de nombreux savants italiens et européens. Ses manuscrits et la majeure partie de sa correspondance sont principalement conservés dans la bibliothèque "A. Panizzi" de Reggio Emilia.
En dépit du fait que Spallanzani a été probablement le plus étudié des scientifiques italiens du dix-huitième siècle, cette situation historiographique présente cependant des lacunes évidentes et significatives relatives à certains aspects de son activité scientifique. Si les recherches biologiques, zoologiques et chimiques de Spallanzani ont été régulièrement soulignées et analysées autrefois, en revanche sa contribution à l'étude de la

Terre, quoique prise en considération par les historiens, n'a encore jamais fait l'objet d'une étude détaillée.
Il existe différentes raisons qui peuvent expliquer l'accroissement de l'intérêt historique pour la personnalité scientifique de Spallanzani depuis la fin du siècle dernier : la grande qualité de sa correspondance et de ses œuvres imprimées qui furent bien prises en compte dans les débats scientifiques européens contemporains, mais aussi l'abondance des sources primaires disponibles. Mais, la raison principale est probablement due à l'établissement d'une tradition historiographique précise, renforcée par le fait que, durant la première moitié de ce siècle, le nom de Spallanzani fut associé à la naissance de la « biologie expérimentale ».
Ce n'est pas par hasard que deux des premiers travaux monographiques consacrés à Spallanzani par deux éminents biologistes, Giuseppe Montalenti (1928) et Jean Rostand (1951), portent pratiquement le même titre et présentent une table des matières similaire. Montalenti considérait comme "travaux mineurs" les recherches non-biologiques ou non-médicales de Spallanzani. Cette interprétation semble être confirmée par les actes du dernier symposium qui lui fut consacré (Montalenti & Rossi, 1982), car vingt articles sur un total de trente-huit sont consacrés aux sciences de la vie, alors qu'un seul traite des sciences de la terre.
Néanmoins, quelques-unes des directions de recherches ouvertes ou approfondies durant ce symposium ont été développées par la suite, notamment grâce à l'étude des sources manuscrites et des collections naturalistes. Le rôle joué par Spallanzani a été analysé sous l'angle, particulièrement riche en débats internes, du développement des études embryologiques en Italie au cours du dix-huitième siècle (Bernardi, 1986). La genèse de ses collections naturalistes a également été étudiée en détail (M. F. Spallanzani, 1985). Enfin, plus récemment, quelques aspects significatifs de ses recherches chimiques ont été soulignés (Manzini, 1990 ; Capuano & Manzini, 1996).
Les recherches de Spallanzani dans le domaine des sciences de la Terre ont eu lieu pendant une période cruciale de l'instauration de la géologie comme discipline autonome en Italie et en Europe, à la fin du dix-huitième siècle. C'est pourquoi, loin de considérer comme "mineure" cette partie de

l'activité scientifique de Spallanzani, nous avons besoin de mieux connaître le contenu de ses œuvres imprimées et de ses manuscrits, et journaux détaillés, car l'étude de ses collections a déjà mis en lumière l'importance qu'avaient acquises pour lui les sciences de la Terre (M. F. Spallanzani, 1985).

Il est également important de rappeler que pendant les quinze dernières années de sa vie - approximativement à partir de 1785, de son voyage à Constantinople jusqu'à sa mort -, Spallanzani a été principalement impliqué dans des recherches géologiques. En particulier, sa contribution à l'étude des volcans actifs au dix-huitième siècle a été d'une importance capitale (Ponte, 1939 ; Magnani, 1939 ; d'Erasme. 1939 ; Parea, 1979 ; Morello, 1982).

Cependant, les volcans n'ont pas été les seuls centres d'intérêt géologiques de Spallanzani : les fossiles, les roches, les strates et l'origine des fontaines ont fait l'objet de ses recherches à partir de la fin des années 1750.

Dans le cadre de ses investigations sur le terrain, l'approche méthodologique de Spallanzani est particulièrement significative, car elle est spécifiquement liée à l'utilisation des voyages comme moyen incomparable d'observation et de comparaison des données. Cela nous révèle une personnalité complexe et fascinante de naturaliste qui a émergé puissamment dans la communauté scientifique italienne de la fin du dix-huitième siècle.

Le but du présent article est de donner un aperçu général de la vie et de l'œuvre de Spallanzani et de traiter quelques aspects méthodologiques de son activité scientifique en accordant un intérêt tout particulier à ses études géologiques. Il est également utile de préciser : le rôle du travail sur le terrain, rendu possible par l'organisation de voyages systématiques ; le rôle d'un travail précis au laboratoire, en relation avec les expériences déjà réalisées sur le terrain et avec la récolte d'échantillons judicieusement choisis pour le musée d'histoire naturelle.

L'importance du laboratoire est également confirmée par ses recherches chimiques et, naturellement, par toutes ses expériences biologiques, alors que les voyages scientifiques ont rendu possibles non seulement les recherches géologiques, mais aussi les études zoologiques, et botaniques sur le terrain. L'attitude expérimentale s'est développée constamment dans la

méthodologie scientifique de Spallanzani. Dans le domaine biologique et physiologique, elle s'est perfectionnée au cours de centaines d'expériences et à travers l'utilisation soutenue d'instruments spécifiques, comme en témoignent ses journaux manuscrits et ses notes. De même, dans ses recherches géologiques, Spallanzani a associé les données accumulées pendant ses voyages et divers essais en vue de répéter expérimentalement les phénomènes naturels au laboratoire.
… Il est entré dans les ordres mineurs, ce qui lui a permis d'enseigner le grec dans son ancien séminaire de Reggio Emilia et, plus tard, d'occuper de 1757 à 1763, la chaire de mathématiques et de physique à l'université nouvellement créée de Reggio Emilia. Ses activités d'enseignant ont imposé à Spallanzani, un travail de compilation de plusieurs thèses physico-mathématiques pour ses étudiants, principalement dans le domaine de l'astronomie… Cependant, à la même époque, Spallanzani a éprouvé également un intérêt croissant pour l'étude de la surface terrestre. Dans ce domaine de recherche, il était nettement influencé par les études géologiques de Vallisneri père sur les fossiles, les montagnes et la question de l'origine des fontaines (Tucci, 1983 ; Morello, 1995).
Parmi les dissertations naturalistes inédites qui ont été lues par Spallanzani, entre 1757 et 1762, devant *l'Accademia degli Ipocondriaci* de Reggio Emilia, on relève différents sujets relatifs aux sciences de la Terre : l'origine des tremblements de terre due aux *sotterranee accensioni* (incendies souterrains), la figure de la terre, la théorie de la terre de Leibniz (1749) et l'action possible du feu avant celle de l'eau ("*fuoco prima dell'acqua*") sur la surface terrestre. L'une des communications, lue en janvier 1758, concerne les "*corpi marino-montanni*" (les fossiles), mais traite aussi de questions géologiques majeures (Spallanzani, 1758). Ce texte comporte l'habituelle discussion introductive de la littérature relative à ce sujet, à laquelle fait suite un exposé de la théorie adoptée. Il est intéressant de noter que, dans cette œuvre de jeunesse, Spallanzani apparaît comme étant nettement influencé par Antonio Vallisneri père (1721), car il utilise la question des fossiles comme une sorte de "filtre" pour parler des montagnes et, plus généralement, de la formation de la surface terrestre. En effet, la large répartition des fossiles à différentes altitudes et à des fréquences variées,

au sommet des montagnes et en profondeur dans les couches rocheuses, était la preuve typiquement "vallisnérienne" utilisée par Spallanzani contre l'idée que le Déluge a été le seul événement géologique très important qui se soit produit au cours de l'histoire terrestre, comme l'a affirmé John Woodward (1695 ; traduction italienne, 1739).
D'autre part, le problème non résolu du lieu où toute l'eau en excès se serait rassemblée après le Déluge, a affaibli aussi, d'après Spallanzani, l'idée leibnizienne d'une ancienne mer couvrant la surface terrestre jusqu'au sommet des montagnes (Spallanzani, 1758).
La théorie de Spallanzani a considéré le globe terrestre comme une machine ("*terrestre macchina*") qui n'était pas encore consolidée juste après la Création, mais composée de boue molle ("*l'enta fanghiglia*") détrempée et couverte d'eau. Spallanzani a imaginé que la surface terrestre était originellement irrégulière. Ses cavités et ses reliefs ont déterminé différents degrés d'intensité de la pression exercée sur elle par cette eau. En conséquence, dans quelques régions, l'eau s'est réfugiée dans des cavités internes ou bien son niveau s'est abaissé dans de grands bassins, tandis que, par un phénomène de compensation, les montagnes se sont soulevées au-dessus de la mer en raison de l'accumulation graduelle de terre sur les reliefs originels.
Ces montagnes ne sont pas apparues toutes ensemble, mais, à plusieurs reprises, durant de nombreux siècles {"*per moltl secoli*"). Néanmoins, le premier groupe de montagnes ("*monti primitivi*") qui a émergé après la Création se distingue des autres, plus récents, par l'absence totale de fossiles. Spallanzani a expliqué cette différence parce que la vie marine ("*pesci e altri animali*") n'était pas encore apparue pendant cette première phase de l'histoire terrestre. Finalement, l'inclusion des *corpi marini* dans les roches et les couches profondes était due à l'état originel de la croûte terrestre encore demeurée "*semifluida*" (partiellement molle), même après l'apparition de la vie marine (Spallanzani, 1758).
La *Dissertazione sopra i corpi marino-montani* témoigne de l'approche théorique initiale de Spallanzani sur quelques questions géologiques fondamentales dont ont discuté les érudits italiens pendant la première moitié du dix-huitième

siècle. Cependant, quelques années plus tard, et à nouveau sur les traces de son maître idéal, Vallisneri père, Spallanzani a rendu compte d'une recherche détaillée sur le terrain. Cela s'est produit à l'occasion d'un voyage de quinze jours dans les Apennins septentrionaux, près de Scandiano et plus particulièrement au lac Ventasso, pendant l'été 1761.

Dans deux lettres adressées à Antonio Vallisneri fils, Spallanzani (1762) a confirmé, par ses observations, la théorie de Vallisneri père à propos de l'origine des fontaines. Spallanzani a décrit une série de mares qui collectaient la neige et la pluie, et qui sont situées plus haut que les fontaines. Il a noté ensuite que la morphologie et la variété des strates déterminaient les différentes possibilités de cheminement de l'eau météoritique et le jaillissement des fontaines. Enfin, il a effrayé aussi les gens qui vivaient près du lac Ventasso en prenant un petit bateau pour sonder le fond au milieu du lac. En effet, les habitants de ces lieux croyaient superstitieusement en l'existence d'un tourbillon d'eau diabolique, mais Spallanzani a démontré simplement que le lac était constamment alimenté par l'eau de deux sources situées sur son fond.

Ces lettres ont été le premier travail publié par Spallanzani sous son propre nom et, de même que la dissertation inédite sur les *corpi marino-montani*, elles ont démontré que son intérêt pour les phénomènes géologiques n'était pas occasionnel. On doit rappeler ici que l'exploration des Apennins, particulièrement dans les environs de Scandiano, s'est poursuivie durant toute la vie de Spallanzani, car il passait régulièrement la majeure partie de l'été dans sa ville natale. Naturellement, la totalité des observations qu'il a faite dans cette région n'a pas été publiée.

Il existe des preuves imprimées et manuscrites d'explorations faites par Spallanzani sur les sommets les plus élevés des Apennins (Mont San Pellegrino, Mont Cimone) et de recherches qu'il a réalisées sur certaines curiosités naturelles, comme les "*fuochi*" ou les nombreuses "*salse*" (Spallanzani 1792-97). Les premiers sont des phénomènes d'expulsion de gaz inflammable jaillissant du sol autour de Barigazzo, près du Mont Cimone, tandis que les derniers sont des phénomènes pseudovolcaniques typiques de la région entre Reggio Emilia et Modène, qui sont particulièrement spectaculaires près du village de Querzola. Les "*salse*" sont de petits cônes de terre salée avec un cratère empli d'une boue semi-liquide bouillonnante qui est fréquemment projetée hors du cratère avec des pierres, sous l'action du gaz inflammable.

À partir de 1763 et presque jusqu'à la fin de 1769, Spallanzani a vécu à Modène où il a exercé comme professeur de philosophie à l'université et comme professeur de grec, et de mathématiques au collège San Carlo. Afin d'obtenir ce second poste, il a quitté les ordres mineurs et s'est fait ordonner prêtre en 1762. En novembre 1769, quand l'abbé Spallanzani est nommé professeur d'histoire naturelle à la prestigieuse université de Pavie, sa production scientifique est déjà impressionnante et bien connue de la communauté scientifique européenne.

En fait, à la suite de ses premières recherches sur les microorganismes des infusions, Spallanzani a élargi le domaine de ses centres d'intérêt entre 1765 et 1780. Après son *Saggio di osservazioni microscopiche* (1765), dans lequel il a réfuté la théorie de la génération spontanée, il a publié plusieurs travaux sur la reproduction animale, sur la physiologie humaine et animale, sur la circulation sanguine (Spallanzani, 1773) et la digestion (Spallanzani, 1780), sur quelques plantes et animaux, et sur l'électricité. Ultérieurement, il a étudié encore le vol des chauves-souris (Spallanzani, 1794) et quelques questions chimiques (Spallanzani, 1796).

Au début des années 1780, Spallanzani a commencé progressivement à concentrer son attention sur la géologie et plus précisément sur la lithologie. Ce retour à un domaine de recherche qu'il avait seulement abandonné de façon temporaire, s'est produit en relation avec une série de voyages scientifiques en Italie et à l'étranger. Ces voyages avaient déjà commencé au milieu des années 1770, officiellement pour récolter des spécimens pour le cabinet d'histoire naturelle de l'université de Pavie. Nous pouvons rappeler ses voyages dans les montagnes de Lombardie (1772) et en Suisse (1779), entrepris à la fois pour visiter les cavernes et les mines afin d'y récolter des minéraux, et pour étudier quelques lacs alpins (Di Pietro, 1979). Cependant, pour la plupart des scientifiques italiens et européens des années 1770, Spallanzani est un naturaliste distingué très renommé pour ses études physiologiques et embryologiques.

Dans ses *Lettres sur la minéralogie et sur divers autres objets de l'histoire naturelle de l'Italie*, qui représente une source inestimable d'informations sur l'état de la science en Italie à la fin du dix-huitième siècle, et tout particulièrement concernant les sciences de la Terre, le minéralogiste suédois Johann Jakob Ferber (1743-1790) a commencé sa notice sur Spallanzani par une brève bibliographie de ses travaux sur la reproduction animale, sur la circulation sanguine et de ses recherches microscopiques (Ferber, 1776 : 477). Il paraît évident que, d'après Ferber, qui a voyagé en Italie, en 1771-1772, Spallanzani n'était pas encore considéré, par ses contemporains, comme l'un des géologues italiens actifs tels que Giovanni Arduino (1714-1795), Alberto Fortis (1741-1803) et Giovanni Tarqioni Tozzetti (1712-1783).
La question d'un éventuel changement soudain d'activité scientifique qui aurait fait passer Spallanzani, de la biologie à la géologie, pendant les dernières années de sa vie, est en réalité un faux problème. En pratique, il n'a jamais perdu son intérêt pour les études géologiques, mais il se trouve que ses recherches embryologiques et physiologiques l'ont accaparé presque totalement pendant les décennies 1760 et 1770.
Le développement ultérieur de ses préoccupations géologiques est attesté par plusieurs notes et journaux manuscrits relatifs à une série de voyages géologiques qui ont eu lieu au rythme d'au moins un voyage par an entre 1779 et 1792 (Manzini, 1985). Spallanzani a visité la Suisse (1779), Gênes et la côte orientale de la Ligurie (1780), Marseille (1781), la côte adriatique (1782), les Alpes apuanes et Garfagnana, au nord-ouest de la Toscane (1783), Chioggia et la côte de Vénétie (1784), la province de Gênes (1785), Constantinople et l'Europe orientale (1785-1786), l'Italie méridionale (1788), l'Apennin de Modène, les collines euganéennes et la Vénétie (1789-1792). Quelques-uns de ces voyages ont eu également pour but de réaliser des recherches zoologiques et botaniques, ainsi que de nombreuses études de biologie marine.
Le voyage dans les Alpes apuanes est particulièrement significatif. Spallanzani a exploré, sur les pas d'Antonio Vallisneri père et de Giovanni Arduino, cette région montagneuse située entre la Toscane et la Ligurie. Montrant une bonne connaissance du débat contemporain sur la

"classification" des montagnes et sur la séquence lithostratigraphique, Spallanzani a immédiatement remarqué un fait qui contrastait avec les caractères distinctifs généralement utilisés pour distinguer les montagnes primaires, composées de roches schisto-cristallines recoupées de veines minéralisées et dépourvues de fossiles, des montagnes secondaires, composées de roches calcaires renfermant des fossiles.
En effet, pour Spallanzani, les Alpes apuanes paraissent être des montagnes secondaires dépourvues de fossiles, au point qu'il définit cette partie des Apennins comme "*una montagna secondaria, ma la cui stratificazione poco si accorda* (...) *con quella che si suole ossenvare nelle montagne di questo genere*" parce que "*dalla sua sommità fino alle due opposte radici ella é priva di spoglie marine, le quali spoglie se non costituiscono il carattere, formano però l'ordlnario accompagnamento delle secondarie montagne*" (Spallanzani, 1784).
En dépit de l'adoption des grandes lignes de la théorie lithostratigraphique fondée sur la division en quatre unités proposée par son ami Giovanni Arduino (1760, 1774 ; voir également Vaccari, 1993 et Ellenberger, 1994).
Spallanzani n'a trouvé que quelques confirmations de la nature schisto-cristalline du soubassement primitif des Alpes apuanes, tel qu'il a été décrit par l'érudit vénitien (Arduino, 1760). Ces montagnes sont seulement en certains points, mais pas partout comme Arduino l'a affirmé, partiellement composées d'une sorte de roche schisteuse contenant du mica et du quartz. Dans de nombreux autres lieux, au contraire, les vérifications faites sur le terrain n'ont montré aucune trace du soubassement primitif supposé schisteux, qu'Arduino a appelé : "*pietra primigenla*" (Spallanzani, 1784).
Il est intéressant de noter l'attitude "expérimentale" dont a fait preuve Spallanzani dans l'étude de ce problème géologique. Il a adopté une théorie générale, dans ce cas précis la classification lithostratigraphique d'Arduino, mais il n'a pas eu peur de discuter sa validité générale à la lumière d'observations de terrain qui la contredisaient. Spallanzani a cru à la nécessité de contrôles répétés et a pensé que toutes les données devaient être vérifiées dans la mesure du possible.
Cette sorte de vérification sur le terrain a été appliquée non seulement au modèle d'Arduino, mais aussi à quelques

affirmations du géologue suisse Horace-Bénédict de Saussure (1740-1799) qui a écrit que le grès se trouvait presque toujours entre les montagnes schisteuses primitives et les montagnes calcaires (de Saussure, 1779). Les résultats des observations faites par Spallanzani ont montré au contraire qu'il existe un contact direct entre les schistes primaires et le calcaire secondaire : "*Tra le montagne calcari secondarie, e la pietra quarzoso-micacea primaria, non apparisce certamente giammal l'arenaria, che anzi quelle, corne già dissi, appogglano immediatamente a questa*" (Spallanzani, 1784).
La bonne connaissance qu'a Spallanzani de la littérature géologique du dix-huitième siècle est une autre preuve de la continuité de son intérêt pour l'étude de la surface terrestre, qui l'a conduit à explorer les Alpes apuanes en 1783 et, plus tard, au long voyage jusqu'à Constantinople et en Europe orientale en 1785-1786.
Ce voyage a été extrêmement important par les nombreuses observations géologiques, naturalistes, météorologiques et anthropologiques qui ont pu être réalisées à cette occasion, et aussi par la description des régions minières renommées de Transylvanie et de Hongrie qu'en a rapporté Spallanzani. Celui-ci avait prévu de publier à la fin des années 1790, le journal de son voyage à Constantinople, mais il est mort avant d'avoir commencé la réalisation de ce projet.
C'est pourquoi son manuscrit n'a été publié qu'à la fin du dix-neuvième siècle (Campanini, 1888). Une lettre d'"*Osservazioni fisiche*" faites sur l'île de Cythère, au sud de la Grèce, au cours de son voyage à Constantinople, reste la seule source imprimée relative à cet intéressant voyage. Elle est datée du 8 novembre 1785 (Spallanzani, 1786). Il y rend compte de huit jours d'observations géologiques et volcanologiques réalisées sur une île où le navire de Spallanzani a été forcé de relâcher en raison d'une forte tempête.
Les résultats de ces recherches ont montré que l'île de Cythère est d'origine volcanique et que ses roches ignées contiennent souvent des ostracodes, et des mollusques fossiles parfaitement conservés, et non altérés par l'action du feu. Qui plus est, toute une montagne de l'île est pleine d'os humains et d'animaux fossiles, et quelques grottes naturelles présentent une abondance remarquable de belles stalactites. En quelques pages,

Spallanzani a exposé quelques-uns des principaux thèmes qu'il aurait aimé traiter au cours des années suivantes, notamment en relation avec l'interprétation des phénomènes volcaniques.

Il est indéniable que les résultats les plus significatifs des recherches géologiques de Spallanzani ont été publiés dans les *Viaggi alle due Sicilie e in alcune parti dell'Appennino* (1792-1797). Ce travail impressionnant en six volumes qui a nécessité une très longue préparation contient les comptes rendus de plusieurs voyages en Italie méridionale, dans le royaume des deux Siciles notamment et dans le nord des Apennins, entre Modène et Reggio Emilia, pendant l'été, et l'automne des années 1788, 1789, et 1790. Les *Viaggi alle due Sicilie* ont été ensuite traduits en français (Spallanzani, 1795-96), en allemand (Spallanzani, 1795-98) et en anglais (Spallanzani, 1798).

Le premier de ces voyages réalisés entièrement aux frais de Spallanzani a débuté en juin 1788 et a été entièrement consacré à l'observation de la nature. Spallanzani, alors âgé de 59 ans, a accordé une importance particulière aux phénomènes volcaniques, car il a eu la possibilité d'observer personnellement le Vésuve et ses environs, de faire l'ascension de l'Etna et d'étudier en détail les îles Eoliennes.

Les volcans sont constamment présents dans les quatre premiers volumes des Viaggi et Spallanzani lui-même a qualifié ce voyage, en Italie méridionale, de "*vulcanico viaggio*". Le but de celui-ci a été clairement mentionné dès le début de l'introduction du premier volume. Il s'agissait de récolter des échantillons volcaniques pour le musée d'histoire naturelle de l'université de Pavie qui était totalement dépourvu de ce type de roches (Spallanzani, 1792-97).

En réalité, le voyage de Spallanzani a été entrepris dans le but de réaliser un programme de recherche, comme le démontrent à la fois son étude attentive de la littérature volcanologique existante consacrée aux régions méridionales de l'Italie et sa méthode de recherche comportant trois stades successifs : recherche bibliographique préalable ; observations approfondies et répétées sur le terrain ; réalisation d'expériences chimiques et analyse au laboratoire des échantillons récoltés.

Le contenu des Viaggi témoigne de cette méthodologie avec de magnifiques descriptions des phénomènes volcaniques, avec l'analyse détaillée des caractères lithologiques et les comptes rendus des expériences réalisées au laboratoire à l'issue des voyages, dans le but de déterminer la nature des laves, et d'étudier les processus de fusion et de vitrification ("*vetrificazione*").

En effet, d'après Spallanzani, le naturaliste engagé dans l'étude des roches a également besoin de disposer de bonnes connaissances chimiques, car "*la Storia naturale dei Fossili è si skettamente légats alla Chimica d'oggigiomo* (...) *che separar non possiamo la prima dalla seconda senza notabile danno di entriambe*" (Spallanzani, 1792-97).

Un aspect particulier de la façon qu'a Spallanzani de concevoir l'étude des volcans est l'importance qu'il accorde à leur structure géologique et lithologique. Il désirait étudier les volcans, car les montagnes étaient généralement étudiées par ses *cauti Litologi*, c'est-à-dire en s'intéressant à leurs masses rocheuses, et notamment à la disposition et à la direction de leurs couches. Cette approche "lithologique" a déterminé l'insertion de nombreuses descriptions détaillées d'échantillons de roches sous forme de longues digressions qui interrompent souvent le fil de l'exposé. Pour cette raison, Spallanzani est conscient que la lecture de ses Viaggi n'est pas facile, ce qui ne l'empêche pas de souligner la nécessité de *particolarizzate descrizioni* parce que la littérature antérieure sur les régions volcaniques d'Italie méridionale a manqué généralement d'analyses et de descriptions lithologiques systématiques.

Après un mois passé à Naples, à visiter les sites volcaniques proches de cette ville, la Solfatare de Pouzzoles, les Champs phlégréens (Campi Flegrei) et l'île d'Ischia, Spallanzani s'est dirigé vers la Sicile. De Messine, il est allé à Catane et, le 3 septembre 1788, il a atteint le sommet de l'Etna (Spallanzani, 1792-97).

Pendant ses recherches sur ce volcan, parmi la riche littérature déjà existante, il a pris comme référence *l'Historia et meteorologia incendii aetnaei anni 1669* de l'érudit napolitain Giovanni Alfonso Borelli (1608-1679) qui a décrit la grande éruption de 1669 (Morello, 1997). La planche de l'Etna contenue dans le premier volume des Viaggi est reprise de la planche originale publiée par Borelli et n'a été que légèrement modifiée.

C'est la carte de référence utilisée par Spallanzani pour la région explorée, comme le montrent plusieurs citations dans le texte. On y voit la grande coulée de lave de 1669 au centre de la gravure.
La planche du cratère de l'Etna a été au contraire dessinée personnellement par Spallanzani et achevée par le peintre officiel de l'université de Pavie, Giuseppe Francesco Lanfranchi.

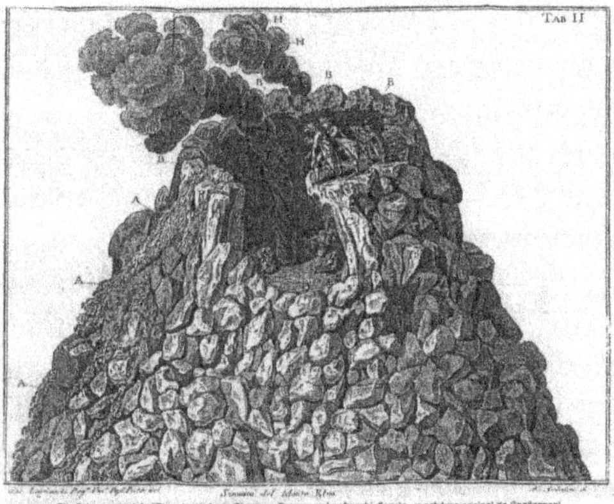

Fig. 2. Le sommet de l'Etna dessiné par Giuseppe Francesco Lanfranchi d'après un schéma original de Spallanzani.
In : *Viaggi alle due Sicilie*, I, 1792, Tab. II.

Les morceaux de lave AAA désignent les restes de l'éruption de 1787, tandis que les lettres BBB indiquent la périphérie du cratère. Le compte rendu de l'excursion sur l'Etna, riche en descriptions lithologiques, a été récemment réimprimé et analysé par Paolo Gasparini (Spallanzani, 1994).
Le 12 septembre 1788, Spallanzani a quitté la Sicile et est arrivé à Lipari dont il a fait sa base pour visiter les îles Eoliennes. Initialement, il pensait n'y séjourner qu'une dizaine de jours mais il y a demeuré en réalité environ un mois, jusqu'à la mi-octobre (Spallanzani, 1792-97).
À ce stade, Spallanzani est déjà arrivé au milieu de son voyage de six mois en Italie méridionale, qui s'est achevé en décembre 1788. Son long séjour dans les îles Eoliennes et ses observations précédentes sur l'Etna ont constitué une étape importante dans le développement de sa théorie volcanologique.
Les îles Eoliennes, situées au nord-est de la Sicile, ont particulièrement attiré Spallanzani qui les a considérées "*figlie tutte quante dei fuoco*" (Spallanzani, 1792-97), car elles lui ont

offert plus d'une possibilité de poursuivre ses projets de recherches sur le terrain.

Avant tout, la structure et le matériel rocheux des îles Eoliennes n'ont jamais été décrits en détail par aucun des érudits qui les ont visitées auparavant, comme le naturaliste suisse Guillaume Antoine Deluc (1729-1819), qui l'a fait en 1757, et le géologue français Déodat de Dolomieu (1750-1801), en 1781.

Ce dernier a en revanche établi une classification des roches de l'Etna (Dolomieu, 1788), tandis que le naturaliste sicilien Giuseppe Gioeni (1747-1822) a publié, deux ans après les voyages de Spallanzani, un livre sur la lithologie du Vésuve et de ses environs (Gioeni, 1790).

La parution récente de ces deux ouvrages a été probablement, conjointement avec la longue durée de son séjour et l'intérêt particulier qu'il a porté à ce type d'observations, l'une des raisons qui ont poussé Spallanzani à porter une attention particulière aux îles Eoliennes dans ses *Viaggi alla due Sicilie*.

Il est en effet très intéressant de souligner que tout le second volume (1792) et environ la moitié du troisième (1793) ont été consacrés à l'analyse des caractères géologiques et volcanologiques du Lipari, du Stromboli et du Vulcano, ainsi que d'autres parties des îles Eoliennes. Ce traitement détaillé est assez significatif si l'on rappelle que les descriptions relatives à l'Etna, au Vésuve et à ses environs sont limitées au seul premier volume des Viaggi (1792).

En outre, les îles Eoliennes sont bien connues en tant qu'îles volcaniques et comme constituant des sites idéaux pour l'observation des bouches des cratères, et également des rivages qui correspondent à la base de ces volcans. En effet, Spallanzani considère comme étant d'égale importance l'exploration des cratères et l'observation des rivages des îles où l'érosion marine pouvait avoir mis à nu la structure lithologique interne des montagnes volcaniques.

Son rapport sur l'exploration des îles Eoliennes ne se limite pas aux ascensions des cratères et des autres reliefs, mais inclut également une circumnavigation autour des îles, à l'aide de petits bateaux, afin d'observer la morphologie des côtes.

Les laves et les autres matériaux volcaniques ont été examinés sur le terrain, et les résultats des expériences réalisées après le retour de Spallanzani à Pavie, principalement par chauffage des

échantillons dans des fours de verriers, sont également rapportés dans les Viaggi, de même que diverses citations de textes, anciens ou contemporains, sur le même sujet, et provenant tout particulièrement des voyages aux îles de Lipari de Dolomieu (1783).
Ces citations sont comparées dans le texte avec les propres observations de Spallanzani et elles démontrent que son exposé sur les îles Eoliennes est à cette époque le plus complet. Spallanzani a visité le cratère du Vulcano où il a observé quelques laves basaltiques débitées en prismes de forme penta- ou hexagonale qu'il a appelées "*lave basaltiche o basaltiformi*". Spallanzani les considèrent comme dus à la lente contraction de la lave qui n'a pas débordé du cratère après une petite éruption. Le refroidissement de morceaux de lave attachés aux bords internes du cratère a causé la formation de ces formes régulières (Spallanzani, 1792-97).
Le naturaliste italien a passé trois jours à observer le Stromboli à la fois de la mer, notamment à La Sciera où la coulée de lave tombe dans la mer, et d'un excellent point d'observation situé au-dessus du cratère, qui lui a permis d'étudier l'activité éruptive principale, diverses fumerolles et un second cratère fumant.
Pendant cette dernière excursion sur le terrain, Spallanzani a réalisé que le Stromboli n'a pas une activité volcanique intermittente, comme l'ont cru de nombreux érudits avant lui, mais manifeste une série continue d'éruptions et d'explosions qui peuvent seulement être observées en totalité à faible distance (Spallanzani, 1782-97).
Par la suite, pendant son retour du Stromboli au Lipari, il a visité les îles Eoliennes mineures (Basiluzzo, Bottero, Lisca-Bianca, Dattolo et Panarea) qui sont toutes considérées comme des fragments d'une très ancienne île volcanique démantelée par la mer. Il a décrit aussi en détail la lithologie de Salina. Alicudi et Filicudi, qui n'ont jamais été décrites par aucun naturaliste, ont été explorées pour la première fois par Spallanzani qui a démontré clairement leur origine volcanique (Spallanzani, 1782-97).

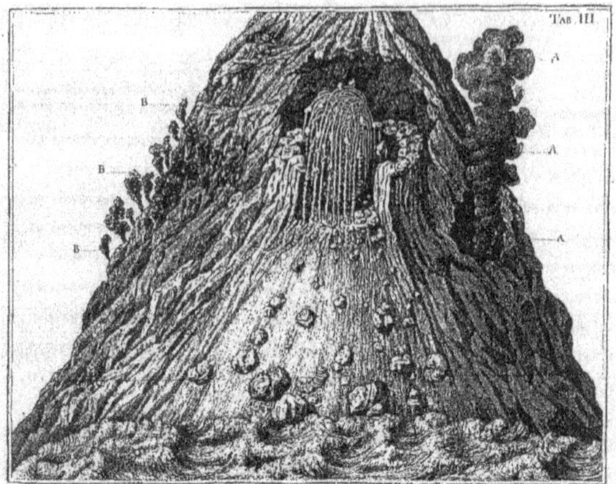

Fig. 3. Vue du Stromboli dessinée par Giuseppe Francesco Lanfranchi d'après un schéma original d'un peintre anonyme qui accompagna Spallanzani sur ce volcan.
In : *Viaggi alle due Sicilie*, II, 1792, Tab. III.

La périphérie {"*circonferenza*") du Lipari et la majeure partie de son territoire ont été également observées durant diverses excursions, ce qui a permis de préparer des descriptions détaillées de la morphologie de l'île et de réaliser des analyses de différents types d'échantillons rocheux, en particulier d'obsidienne et de ponce, considérés comme étant d'origine volcanique à l'issue d'examens chimiques et minéralogiques (Spallanzani, 1792-97).

Spallanzani a conclu son étude des îles Eoliennes par quelques réflexions intéressantes sur la relation qui a dû exister entre le volcanisme de chacune d'entre elles. Plusieurs essais pour se procurer, aux fins d'analyse, des échantillons de roches du fond de la mer entre les îles ont permis à Spallanzani de se convaincre que Vulcano, Lipari et Salina reposent sur le même terrain volcanique ininterrompu. Par conséquent, ces îles ont dû être formées par le même feu central qui a altéré les fonds marins dans les chenaux entre les îles et ouvert trois bouches volcaniques différentes à Lipari, Salina et Vulcano, cette dernière étant encore active en 1788. Alicudi, Filicudi et Stromboli sont au contraire séparés par des fonds marins formés de roches primitives ("*rocce primordiali*") non altérées par le feu.

D'autre part, l'orientation des îles disposées suivant une ligne orientée est-ouest montre ce que Spallanzani a appelé une typique *direzione dei monti vulcanici*, comme cela a déjà été observé par exemple à propos des petites îles qui ont émergé en 1707, après l'éruption du Santorin en mer Egée, ou sur l'alignement des collines volcaniques ("*monticelli*") qui sont apparues pendant l'éruption du Vésuve en 1760 (Spallanzani, 1792-97).

Selon Spallanzani, le feu des volcans serait dû à une énorme quantité de sulfures souterrains ("*sulfuri di ferro*") qui s'enflammeraient sous l'action de l'oxygène ("*gaz ossigeno*"). Les recherches qu'il a faite dans les îles Eoliennes lui ont paru confirmer cette idée et ont contribué également à renforcer sa conviction que les volcans ont grandi, éruption après éruption, jusqu'à devenir de grandes montagnes stratifiées, comme le Vésuve ou l'Etna (Spallanzani, 1792-97).

Nous avons vu précédemment que Spallanzani a examiné quelques basaltes prismatiques dans le cratère du Vulcano et a donné une interprétation de leur formation fondée sur le refroidissement au contact de l'air de morceaux de lave attachés aux parois du cratère. Comme l'a montré Morello (1982), la contribution de Spallanzani au débat européen de la fin du dix-huitième siècle sur l'origine du basalte est significative, car elle montre qu'il est davantage un volcanologue qu'un "vulcaniste" passionné.

Spallanzani est par ailleurs très prudent quant à la possibilité d'admettre une origine volcanique pour tous les basaltes, ou plus exactement pour toutes les roches qu'on appelle "basaltes" à la fin du dix-huitième siècle. C'est pourquoi Spallanzani a fait suivre ses conclusions sur la nature volcanique des îles Eoliennes d'une longue section concernant l'origine des basaltes, dans laquelle il a affirmé que les deux principaux agents géologiques, l'eau et le feu, ont été alternativement responsables, en fonction des différentes situations locales, de la formation des basaltes (Spallanzani, 1792-97).

Les voyages dans les deux Siciles se sont terminés par le retour à Naples, à l'occasion duquel Spallanzani a escaladé finalement le Vésuve, le 4 novembre 1788. Pendant cette excursion, il a observé une éruption mineure dans une ouverture secondaire ouverte dans le flanc du volcan et a décrit en détail le comportement de la coulée de lave (direction, changements de

fluidité et de couleur). Il a essayé également de mesurer sa température, sa vitesse et son étendue (Spallanzani, 1792-97).
Excepté cette comparaison entre les coulées de laves anciennes et récentes, Spallanzani n'a pas analysé les roches du Vésuve à l'aide de ses habituelles descriptions géologiques méticuleuses, comme il l'a fait pour celles des îles Eoliennes. Ce choix a été essentiellement guidé par le manque de temps pour faire des observations étendues, mais il a été également justifié ultérieurement par la publication récente de la *Litologia Vesuviana* de Gioeni (1790) qui est devenue immédiatement la principale référence pour l'étude des roches du Vésuve.
Les nombreux échantillons récoltés sur le terrain pendant les voyages en Italie méridionale sont venus enrichir le musée d'histoire naturelle de l'université de Pavie. De même, le désir de compléter cette collection avec des matériaux provenant d'une région de volcans éteints a décidé Spallanzani à explorer les collines euganéennes, près de Padoue, pendant l'été 1789. Pendant ce voyage, il a été assisté par Carlo Antonio Dondi Orologio (1751-1801), un érudit de Padoue qui a publié de nombreuses notes sur la géologie de cette région.
Après une analyse lithologique détaillée de quelques types de laves, Spallanzani a affirmé que l'élément décisif en faveur du caractère volcanique des collines euganéennes est la porosité évidente de la plupart de ses constituants rocheux, considérés comme des restes de très anciennes coulées de lave : *la cellulosità nelle rocce vulcaniche è adunque un deciso carattere che una volta erano state fluide. E diverse rocce degli Euganei sono appunto cellulose* (Spallanzani, 1792-97).
Comme les îles Eoliennes, selon Spallanzani, les collines euganéennes forment un groupe d'îles volcaniques lorsque la mer couvre la plaine de Vénétie. De plus, la composition des basaltes de Vulcano et Filicudi est semblable à celle des basaltes euganéens (Spallanzani, 1792-97).
Les échantillons récoltés pendant tous ces voyages naturalistes et géologiques constituent d'importantes sources non écrites susceptibles d'être utilisées dans de nouvelles études historiques. Il en est de même pour les instruments qu'a utilisés Spallanzani : thermomètre, baromètre, aimant, microscope, flacon d'alcool, petits outils anatomiques, réactifs permettant

d'identifier les substances acides, alcalines ou neutres, petits flacons et boîtes à échantillons.
La plupart des manuscrits de Spallanzani (journaux, comptes rendus d'expériences, notes et correspondances), complétés par ces sources potentielles, peuvent être utilisés pour accroître nos connaissances sur les recherches géologiques de cet éminent savant italien du dix-huitième siècle. Le présent article, qui ne constitue qu'une partie d'un travail en cours sur le rôle éminent joué par Spallanzani dans les sciences de la Terre du dix-huitième siècle, ne prétend être qu'un premier jalon au sein de cette recherche historiographique en cours (9). »

Spallanzani et le Stromboli

Dominique Decobecq, géologue-chercheur, a publié « *Spallanzani et ses observations sur le volcan Stromboli* », tiré de son traité *Voyages dans les Deux Siciles et dans quelques parties des Apennins* où celui-ci s'intéresse aux liens pouvant exister entre les phénomènes atmosphériques et l'activité volcanique.

À son époque (fin XVIIIe siècle), on ne connaît pas encore le moteur des éruptions volcaniques et l'origine de la fusion des roches.

L'idée, qui prédomine à la fin du XVIIIe siècle, est que les volcans renferment des mines de soufre, de charbon ou de pétrole qui brûlent, et dont les fumées s'échappent. Ainsi, on retrouve dans les descriptions d'éruptions de l'époque des termes qui font référence à une combustion : « inflammation », « cratère allumé », « volcans enflammés », « feu volcanique », « fumées », « incendie volcanique » ...

« *J'avais devant moi Stromboli ; j'en approchais toujours davantage. Sa cime était couverte d'une fumée très épaisse qui s'étendait jusqu'au pied de la montagne. Quand je touchai terre, il était neuf heures du matin ; animé par la curiosité, je montai à l'instant même sur les flancs du volcan, jusqu'au limbe de la fumée par laquelle je voulais commencer mes observations. Semblables aux nuages, les couches inférieures, recevant peu de lumière du soleil, étaient obscures, noirâtres ; les supérieures, pénétrées de ses rayons, étaient blanches, éclatantes.*

Son épaisseur était si grande qu'elle éclipsait cet astre. À son sommet, on la voyait tantôt se diviser en globes, tantôt former des amas irréguliers, bizarres, qui, suivant les diverses impressions de l'air, montaient, descendaient, se mouvaient en cercles, et réfléchissaient d'autant plus de lumière qu'ils s'élevaient davantage : apparences que les nuages offrent souvent en été. Parvenue à une grande hauteur, la fumée se raréfiait tellement, qu'elle n'était plus sensible.

L'acide sulphureux s'y manifestait d'une manière si piquante, et si incommode à la respiration, que je fus obligé ce jour-là de regagner la plaine, sans pouvoir m'approcher davantage du volcan qui faisait entendre des détonations sourdes et presque continuelles. J'employai le reste de la journée à interroger les insulaires sur ses divers accidents, m'adressant à ceux qui me paraissaient mériter le plus de confiance, et qui, les ayant sans cesse devant les yeux, devaient en être instruits mieux que personne. Voici les informations qu'ils me donnèrent.

Lorsque le vent de nord, ou de nord-ouest souffle, les fumées sont petites, blanches, et les détonations très modérées ; s'élève-t-il un vent de sud-ouest, de sud-est, ou de sud, les fumées s'étendent davantage ; elles sont noires ou du moins obscures, et les détonations plus fortes, plus fréquentes. Si l'un de ces trois vents souffle avec violence, il arrive souvent que la fumée ne se répande sur l'île entière, et l'obscurcisse comme un brouillard pluvieux.

Cet accident survient-il au printemps quand les vignes du Stromboli commencent à reverdir ? Elles n'en souffrent pas si la fumée se dissipe au bout de quelques heures ; mais si son voile épais couvre l'île pendant un jour entier ou plus encore, elles pâtissent ; les raisins ne mûrissent pas, ou trompent en partie l'espérance du vigneron. Cette fumée a toujours une odeur de soufre enflammé, et les hommes la supportent difficilement.

Les fumées épaisses, abondantes, qui correspondent pour l'ordinaire avec des éruptions plus violentes et plus fréquentes, n'accompagnent pas seulement les vents du sud-ouest, de sud-est, ou de sud, mais elles les devancent de quelques jours. C'est par leur apparition que les habitants de l'île annoncent les temps favorables ou contraires à la navigation. Nous voyons souvent, me disaient-ils, des bâtiments hivernes à Stromboli, prêts à lever l'ancre parce que la mer paraît favorable ; mais heureusement pour eux nos prédictions les retiennent dans le port et ne les trompent jamais. Au reste, ces présages vrais ou faux ne sont pas le résultat des observations modernes des insulaires : on les retrouve dans l'antiquité la plus reculée. Il est aisé d'imaginer comment de génération en génération, ils se

sont transmis aux habitants actuels qui les feront passer de même à leurs descendants.
Eole qui, dit-on, faisait sa demeure à Stromboli, a été appelé dans la fable le roi des vents, probablement parce qu'il était parvenu, suivant quelques écrivains, à prédire le vent qui devait souffler, par la diversité des filmées et des éruptions.
Que l'on me permette, et ce court épisode, qui ne suspendra pas longtemps ma narration, ne peut y trouver une place plus convenable ; que l'on me permette de rapporter ici les observations que j'ai faites moi-même, sur les rapports des phénomènes de l'atmosphère avec ceux du volcan, pendant une station de trente-cinq jours aux îles de Lipari ; car il n'est aucun point de cet archipel et de la mer qui l'environne, d'où l'on ne puisse découvrir les fumées diurnes et les flammes nocturnes de Stromboli.
Dans cet espace de temps, le vent de sud-ouest souffla avec violence le 13 septembre et le 1er octobre 1792.
La première fois, on n'aperçut aucune modification sensible dans le volcan, qui, dans cette circonstance, aurait dû, suivant l'opinion commune, exhaler plus de fumée, et faire entendre des détonations plus fortes ; mais la seconde fois, ces symptômes arrivèrent selon l'indication des insulaires. Le sud-est souffla les 21, 26 septembre et 7 octobre. Ce vent, si nous les en croyons, a les mêmes co-relations avec le volcan que le précédent. En effet, deux fois, les jets de feu parurent plus considérables, et la fumée sortit en plus grande abondance ; mais l'augure faillit à la troisième fois.
Le vent de nord au contraire, qui, au dire des insulaires, laisse le volcan tranquille, souffla avec impétuosité les 11 et 12 octobre ; il fut précédé et accompagné d'explosions qui s'entendirent dans les autres îles, et d'une fumée qui couvrit la moitié de Stromboli, et s'éleva au-dessus en s'entourant d'une bordure blanchâtre, telle qu'on en voit dans les nuages orageux.
J'ajouterai que, pendant mon séjour dans ces îles, il y eut des temps de calme parfait, où le volcan parut néanmoins très courroucé. Ces remarques me porteraient à ne pas adopter entièrement les aphorismes des habitants de Stromboli, d'autant plus que les autres insulaires pensent différemment.

Me trouvant un jour à Felicuda d'où l'on voyait d'une vue distincte, pendant la nuit, les éruptions de Stromboli, qui, malgré la tranquillité de l'air, étaient alors très fortes, presque continuelles, et suivies chacune d'une détonation qui se faisaient entendre parfaitement à cette distance, je demandai à un marinier de l'endroit ce qu'il pensait des présages du volcan. Il me donna cette réponse courte et sage : « Stromboli ne fait pas le matelot ».
Toutefois, pour décider s'il existe des rapports directs et immédiats entre les vicissitudes de l'atmosphère et celles du volcan, et pour connaître la nature de ces rapports, il faudrait avoir, ce qui nous manque absolument, une longue suite d'observations faites sur les lieux par un physicien aussi éclairé qu'impartial ... ».

Spallanzani a ainsi décrit les explosions au Stromboli :
« *Le cratère, jusqu'à une certaine hauteur, est rempli d'une matière embrasée, liquide, semblable au bronze fondu : c'est la lave elle-même agitée par deux mouvements très distincts, l'un circulaire, tumultueux, interne ; l'autre agissant de bas en haut. La matière liquéfiée est soulevée dans le cratère avec plus, ou moins de rapidité ; parvenue, à la distance de vingt-cinq ou trente pieds du bord supérieur, elle éclate comme un coup de tonnerre.*
En ce moment, une portion de cette matière, déchirée en mille morceaux, est lancée dans les airs avec une vitesse inexprimable, et un débordement de fumée, d'étincelles et de sable.
Quelques instants avant l'explosion, on voit la surface de la lave se gonfler et former de grosses bulles, dont quelques-unes ont plusieurs pieds de diamètre : ces bulles se rompent, et, leur rupture occasionne la détonation et la projection des matières. »

Spallanzani et la « genèse des êtres »

par Drs Henri Lamendin et Xavier Riaud

Dans son ouvrage (7), Jean Rostand a abordé les recherches de Spallanzani sur la « genèse des êtres » :
« … Ses travaux sur les animalcules séminaux ont, en outre, une valeur de travaux d'approche. Ils ont préparé Spallanzani à attaquer de front, quelques années plus tard, le grand problème de la genèse des êtres.
Ce grand problème, c'est, tout naturellement, grâce à la grenouille et au crapaud qu'il va s'efforcer de le résoudre. Et d'abord, quels sont, chez les batraciens, les phénomènes apparents de la fécondation ? Si répandus et bien connus que soient ces animaux, on est encore mal renseigné sur leur mode de reproduction au moment où Spallanzani entreprend ses recherches.
Tout ce qui paraît à peu près certain, c'est que le mâle, dépourvu d'organe copulateur, ne pénètre pas dans le corps de la femelle, comme cela se passe chez la plupart des animaux vertébrés.
Vers 1736, Réaumur, désireux de percer l'énigme, a eu l'idée de quelques expériences fort ingénieuses. Avec la collaboration de l'abbé Nollet, il s'est proposé de mettre aux grenouilles mâles de petites « culottes de vessie », bien fermées sur le derrière, et serrées avec des cordons. « Si les cordons ne lâchent pas, cette expérience va m'apprendre des faits bien curieux ». Mais, l'expérience est difficile à mener à bien.
D'abord, Réaumur ne parvient pas à confectionner des culottes dont il soit satisfait. La vessie se chiffonne aisément. Dans l'eau, elle devient trop molle, trop flasque. Le taffetas est préférable, mais, malheureusement, les grenouilles ont tôt fait de se débarrasser du vêtement : « Elles recourbent leurs cuisses, elles les retirent en dedans de la culotte et poussent ensuite la culotte, et s'en défont ».

Enfin, Réaumur parvient à culotter ses animaux de façon convenable. Il y réussit : « 1/ En perçant les deux trous de façon qu'il ne reste entre eux deux que la largeur du derrière ou peu davantage ; 2/ En ne donnant qu'à peu près le diamètre de la cuisse à ces trous ; 3/ En cousant quelques points sur les côtés et près des cuisses après que la culotte a été passée. Mais, ce qui assure le tout, c'est que j'ai donné des bretelles à ces culottes. Je les fais passer sur les bras de la grenouille mâle, sous la tête, entre son corps et celui de la femelle ».

Toutefois, les grenouilles en culotte ne permettent pas à Réaumur de résoudre le problème qu'il s'est posé. Sans doute, les mâles ainsi habillés, abandonnent-ils leurs femelles avant d'avoir projeté leur semence. Et, dans l'incertitude où il demeure, Réaumur en vient à considérer l'étrange hypothèse formulée par Mentzius. Le véritable accouplement des grenouilles ne se ferait-il pas par le moyen des doigts ? « S'il n'y a aucune ouverture dans l'endroit qui est poussé par le chagriné des pouces, trouverait-on quelque chose dans l'organisation des jambes qui ferait croire qu'une matière séminale est portée au chagriné des pouces, qu'elle y est filtrée, et qu'elle se filtre au travers de la peau des grenouilles ? ». Pour éprouver l'hypothèse, il faudrait mettre des gants aux grenouilles mâles ou « plutôt disposer une pièce de taffetas ciré de manière que le mâle ne puisse presser la femelle qu'au travers de ce taffetas ».

Entre ces essais infructueux de Réaumur (1740) et les expériences décisives de Spallanzani (1780), aucune étude notable n'a été consacrée au mécanisme de la fécondation chez les batraciens. Avant toute chose, et c'est de quoi Spallanzani se préoccupe, il a fallu déterminer sans équivoque si les œufs de la grenouille sont fécondés au-dedans du corps de la femelle, ou au-dehors, après qu'ils sont émis.

Expérimentant d'abord sur la grenouille verte (*Rana esculenta*), espèce aquatique qui, en Italie, fraie durant les mois d'avril et de mai, Spallanzani commence par ouvrir cent cinquante-six femelles accouplées et il s'assure que, lorsque les œufs sont prélevés dans le ventre, jamais ils ne se développent, jamais ils ne produisent des têtards. L'inaptitude au développement est la même, soit qu'on ait détaché les œufs des grappes ovariennes, soit qu'on les ait extraits des canaux (oviductes) ou des

dilatations utérines où ils s'accumulent, et séjournent quelque temps avant d'être évacués au dehors.
Ce fait parle clairement en faveur d'une fécondation externe, mais ne peut-on imaginer, car Spallanzani ne se contente pas d'une demi-réponse, et volontiers il se fait objection à lui-même, que la fécondation de l'œuf s'effectue *in extremis*, dans les derniers moments qui précèdent la ponte ? Pour exclure cette possibilité, Spallanzani recueille des œufs dans l'utérus d'une grenouille qui a déjà presque achevé sa ponte naturelle.
« Comme il faut plus d'une heure pour la sortie entière des œufs, je prenais le reste des œufs qui étaient dans l'utérus de la grenouille, quelques moments avant la fin de l'accouchement. Je les mettais dans la même eau où se trouvaient ceux qui avaient été produits par un accouchement naturel. Mais, tandis que ceux-ci donnaient bientôt naissance aux têtards, les autres se putréfiaient. Il a résulté, de ces expériences, cette vérité incontestable que les œufs ont été fécondés hors du corps de la grenouille et non au-dedans d'elle ».
Voilà donc une première certitude : la fécondation, chez la grenouille, est externe... Mais, comment s'opère-t-elle et en quoi consiste cette fécondation ? Spallanzani, malgré toute sa vigilance, ne parvient pas à observer, chez le mâle, le jaillissement de la liqueur fécondante. Toutefois, en plaçant à sec des grenouilles accouplées, il finit par apercevoir un mince jet limpide et, de plus, en ouvrant les mâles tandis qu'ils sont accouplés, il trouve, dans leurs vésicules séminales, une humeur diaphane qui représente vraisemblablement le fluide fécondant.
Toujours est-il que, si les choses se passent de la façon qu'on présume, on doit pouvoir reproduire artificiellement le phénomène de fécondation en baignant directement les œufs avec de la semence fraîche et, pour recueillir celle-ci, Spallanzani se propose de refaire l'expérience des « petites culottes ». Il n'a pas, à ce moment-là, connaissance des notes laissées par Réaumur, mais son ami l'abbé Nollet lui a fait le récit des vaines tentatives du physiologiste français. Plus adroit que son devancier, ou plus patient peut-être, Spallanzani réussit à obtenir la ponte de femelles qu'il a accouplées à des mâles « porteurs de caleçons » et, comme il l'escomptait, il trouve, à l'intérieur du caleçon, quelques gouttes d'une liqueur transparente, qui ne peut être que la semence tant cherchée.

L'expérience alors s'impose. Il prélève dans le ventre d'une grenouille des œufs vierges, de ces œufs qu'il sait, par expérience, ne pas pouvoir se développer spontanément, et il les baigne de semence. Quelques jours après, il constate que les œufs se développent normalement, tout aussi bien que s'ils avaient été naturellement fécondés par le mâle.

C'est la première fois qu'on a réalisé une « insémination artificielle ». L'expérience devait faire époque dans l'histoire de la biologie. La voie royale s'ouvrait maintenant à l'étude positive de la fécondation animale.

Spallanzani a procédé à un grand nombre de ces inséminations artificielles. Par la suite, il n'a plus eu recours au procédé laborieux du mâle en caleçon. Simplement, il prélevait la semence dans les vésicules séminales d'un mâle accouplé ou encore il coupait le testicule en morceaux, dont il exprimait le suc dans un peu d'eau. Il n'a pas tardé à étendre, au crapaud ordinaire, la méthode qui venait de se montrer si efficace chez la grenouille.

Le 16 mars 1777, il coupe les cordons d'œufs d'une crapaude qu'il a séparée de son mâle et qui a continué de pondre en solitude. Il laisse un morceau du cordon dans le vase, tandis que l'autre, il le baigne aussitôt avec la liqueur retirée des vésicules séminales d'un mâle fraîchement sacrifié. Le sixième jour, ces œufs artificiellement fécondés commencent à s'allonger, tandis que les autres (les « témoins ») gardent leur rondeur. Le septième jour, les espérances se précisent et, bientôt, ce sont des larves, de vrais têtards qui apparaissent dans la gelée, puis abandonnent celle-ci, pour nager dans l'eau. Spallanzani obtient des résultats comparables avec les œufs de la petite grenouille des arbres (Rainette ou *Hyla arborea*), avec ceux du crapaud vert (*Bufo viridis*), et même avec ceux de la salamandre aquatique (Triton).

Toutes ces expériences ont donné à Spallanzani une immense satisfaction : « J'étais donc parvenu, dit-il, à donner la vie à ces animaux en imitant la nature dans les moyens qu'elle emploie pour multiplier ces amphibies. On se peindra le plaisir que j'éprouvai en considérant un succès si peu attendu... Ces têtards, ces salamandres à qui ma main donnait la vie étaient-ils tout semblables aux autres qui sont l'ouvrage de la nature ? Assurément. Ils se métamorphosent, prennent leurs pattes et perdent leurs nageoires. La fécondation artificielle n'opère pas le moindre changement sur l'économie de ces animaux. Tout arrive avec la même régularité que dans les fécondations naturelles ».

L'étonnement de Spallanzani fait songer à celui que nous éprouvons en 1950, devant les produits de la parthénogenèse artificielle... Encore qu'il les a fait naître avec de la semence, Spallanzani voit ses produits comme des « ouvrages de l'art » et non pas de la nature. Il se sent quelque peu magicien. En réalisant l'insémination artificielle des grenouilles et des crapauds, Spallanzani donne corps à un ancien rêve de Charles Bonnet, qui, depuis longtemps, engage les naturalistes à pratiquer de telles fécondations...

Aussi, on peut imaginer avec quelle satisfaction, un peu paternelle, il apprend, au printemps de 1777, la belle réussite de son ami : « *La chose est assurément fort simple et n'en est que plus merveilleuse. Il était bien évident que, chez les ovipares et les vivipares, le sperme agissait par dehors, et nous connaissons des espèces dont les œufs étaient arrosés par la semence du mâle après avoir été pondus. Il y aurait donc lieu de s'étonner qu'on n'eût pas fait plus tôt ces expériences si l'on ne savait que les observateurs sont trop souvent détournés par mille objets divers, et qu'ils ne portent pas toujours leurs regards sur ceux qui promettent le plus... Tout vous réussit, mon cher confrère, et il suffit de vous proposer une expérience pour être à peu près sûr du succès* ».

L'expérience de l'insémination artificielle était aisée à concevoir, mais il fallait avoir l'idée de la réaliser et, dans des conditions démonstratives. Cela a été le mérite, peu commun, de Spallanzani (7)...

Spallanzani et le cœur

par les Drs Henri Lamendin et Xavier Riaud

En l'année 1768, l'année même où il publie le *Prodromo*, Spallanzani fait paraître, à Modène, un important mémoire sur la circulation du sang intitulé *De l'action du cœur sur les vaisseaux sanguins*. Cinq ans plus tard, il republie ce travail sous une forme plus développée, en y adjoignant deux autres dissertations concernant les phénomènes circulatoires.

À vrai dire, Spallanzani ne fait pas, sur la circulation du sang, des découvertes vraiment considérables. L'essentiel du sujet a été vu, une fois pour toutes, par W. Harvey, dont le fameux *Exercitatio anatomica de motu cordis et sanguinis in animalibus* (1628) a marqué une date capitale dans l'histoire de la physiologie expérimentale.

Le biologiste italien, toutefois, a enrichi notre savoir de multiples détails nouveaux. Il a été l'un des premiers à user, pour l'étude de la circulation, de la salamandre aquatique ou du triton : « *La transparence de ses vaisseaux, leur facile préparation et la couleur pourprée des globules mirent, dans un jour si éclatant, les phénomènes de cette importante fonction que je recueillis, sur ce petit quadrupède, la plus riche moisson de données physiologiques* ».

D'une façon générale d'ailleurs, et bien que Haller se soit servi de grenouilles et Malpighi, de têtards, depuis les recherches de Spallanzani, les batraciens tiennent une place éminente dans les laboratoires de physiologie.

Ces animaux conviennent, en effet, tout particulièrement à l'observation directe du cœur et des vaisseaux chez l'animal vivant. Leur cœur, très vigoureux et résistant, continue de battre un certain temps après la mort de l'animal et, même après avoir été séparé du corps, on peut y pratiquer des ligatures, afin d'isoler, pour en étudier le fonctionnement, les différentes parties, de l'organe, etc.

Spallanzani utilise également, dans ses études, d'autres animaux à sang froid (vipères, couleuvres, lézards). Il a le mérite d'étudier la formation de l'appareil circulatoire, non seulement chez les larves de batraciens, mais encore sur un matériel qui est quasiment neuf à son époque et qui devait devenir classique ensuite : l'embryon de poulet.

C'est un de ses jeunes amis, le Dr. Rezia, qui le lui signale. Quand, pour la première fois, Spallanzani a le spectacle de la circulation du sang dans l'embryon de poulet, il en est émerveillé jusqu'à l'émotion : « *Ce spectacle aussi étonnant que nouveau frappa mon imagination. Je mis l'œuf sur le porte-objet du microscope de Lyonnet, et, malgré l'éclat de la lumière qui m'environnait, je vis d'une manière si distincte la circulation du sang dans les artères et dans les veines que, transporté d'une joie inattendue, je pouvais m'écrier, moi aussi : « J'ai trouvé, j'ai trouvé »...* »

Spallanzani suit par le menu le développement de l'appareil circulatoire du poussin, depuis la quarantième heure jusqu'au quinzième jour de l'incubation. C'est là une assez grande nouveauté, tout à la fois pour la physiologie et pour l'embryologie : « *Aucun physiologiste*, écrit-il, *n'avait noté le commencement et en quelque sorte les progrès de la circulation du sang à mesure que l'animal augmente de volume, que les vaisseaux s'agrandissent, que le cœur acquiert plus de force et d'énergie* ».

Entre autres observations intéressantes, Spallanzani voit nettement les mouvements cardiaques. Il constate le raccourcissement du cœur en systole et son allongement en diastole. Il observe directement, sous la loupe, le cours du sang, qu'on n'a guère aperçu jusque-là que dans les vaisseaux mésentériques des mammifères (Cowper, 1702). Il saisit le passage des artères aux veines par le moyen des capillaires. Il observe les globules du sang, reconnaît leur élasticité, la constance de leurs dimensions dans une même espèce, et comprend que, dénués de mouvement propre, ils n'ont que celui que leur imprime le courant sanguin. Il constate que, chez la salamandre, on peut interrompre le cours du sang pendant vingt heures au moyen d'une ligature de l'aorte et, ensuite, le faire repartir à nouveau, que les grenouilles et les tritons sont moins affectés par la suppression du cœur que par celle du cerveau, mais périssent plus vite dans le premier cas que dans le second, que la crosse aortique du triton peut présenter des mouvements de contraction après avoir été séparée du cœur, etc.

L'ouvrage de Spallanzani sur la circulation du sang fait beaucoup pour affermir sa réputation grandissante. Haller lui rend hommage, encore qu'il n'est pas d'accord avec l'auteur sur tous les points de la physiologie cardiaque et vasculaire, et qu'il est assez sensible à certaines critiques de Spallanzani.

Comme toujours, Charles Bonnet est enthousiaste :

« *Aucun physiologiste,* déclare-t-il, *n'a plus approfondi la circulation du sang que l'abbé Spallanzani* ». Un tel jugement nous paraît aujourd'hui excessif.

La grande originalité de Spallanzani, comme physiologiste devait se manifester ailleurs, dans ses recherches sur la digestion, et, plus encore, dans son travail sur la génération animale (7)

Les expérimentations réalisées par le religieux Lazzaro Spallanzani (1729-1799) ou par le chimiste français Antoine-Laurent de Lavoisier (1743-1794) ont permis de montrer l'intérêt de la mesure de la pression artérielle... (Valentin Daucourt, « Une petite histoire de la médecine »).

Spallanzani et Voltaire

Spallanzani n'a pas seulement, par l'intermédiaire de Bonnet, rendu hommage à Voltaire dans ses *Opuscules*. Fort soucieux de l'approbation du maître de Ferney, il lui a écrit directement pour le consulter sur la résurrection des animalcules et ses conséquences philosophiques.

Voici la réponse de Voltaire (6 juin 1776) : «... *Ce que vous m'apprenez d'animaux morts depuis longtemps ressuscités par vous, est assurément un grand miracle. Vous passez pour le meilleur observateur d'Europe. Toutes vos expériences ont été faites avec la plus grande sagacité. Quand un homme tel que vous nous annonce qu'il a ressuscité des morts, il faut l'en croire. Je ne sais ce que c'est que le cotifero (le Rotifère) et le tardigrado, ni comment nos naturalistes nomment ces petits animaux aquatiques. Vous les faites réellement mourir en les mettant à sec et vous les faites revivre longtemps après en les replongeant dans leur élément.*

Après avoir fait, Monsieur, des expériences si prodigieuses, vous descendez jusqu'à me demander mon sentiment sur les âmes du cotifero et du tardigrado. Que devient leur âme ? Est-elle immatérielle ? Renaît-elle ? En reprennent-ils une autre ?

Je suis en peine, Monsieur, de toute âme et de la mienne, mais il y a longtemps que je suis persuadé de la puissance immense et inconnue de l'auteur de la nature. J'ai toujours cru qu'il pouvait donner la faculté d'avoir du sentiment, des idées, de la mémoire, à tel être qu'il daignera choisir, qu'il peut ôter ces facultés et les faire renaître, et que nous avons souvent pris pour une substance, ce qui en effet est une faculté de cette substance. L'attraction, la gravitation est une qualité, une faculté. Il y a, dans le germe animal et dans le végétal, mille ressorts pareils, dont l'énergie est sensible et dont la cause sera ignorée à jamais. Si le cotifero et le tardigrado morts et pourris

reviennent en vie, reprennent leurs mouvements, leurs sensations, engendrent, mangent et digèrent, on ne saura pas plus comment la nature leur a rendu tout cela qu'on ne saura comment la nature le leur a donné et l'un n'est pas plus incompréhensible que l'autre. J'avoue que je serais anxieux de savoir pourquoi le grand Être, l'auteur de tout, qui nous fait vivre et mourir, n'accorde la faculté de ressusciter qu'au coti-fero et au tardigrado. Les baleines doivent être bien jalouses de ces petits poissons d'eau douce.
Si quelqu'un a droit, Monsieur, d'expliquer ce mystère, c'est vous. Il est bon aussi de savoir si ces petits animaux, qui ressuscitent plusieurs fois, ne meurent pas enfin tout de bon et sur combien de résurrections ils peuvent compter.
C'est assurément d'eux que les gens affirment autrefois la résurrection d'Atalide, de Pelops, d'Hippolyte, d'Alceste, de Pirithous. C'est dommage que le secret en soit perdu ». Cette lettre de Voltaire à Spallanzani a créé un léger incident entre Lazare Spallanzani et Charles Bonnet, car elle n'a pas tardé à être rendue publique et Voltaire n'a pas pu se tenir d'ajouter, dans la version imprimée, quelques lignes de persiflage à l'adresse de Bonnet.
Persuadé que ces lignes figuraient dans la lettre reçue par son ami, Bonnet lui a écrit le 18 septembre, pour l'informer qu'il était au courant des « malices » de Voltaire : « *J'étais bien sûr de ne m'être point trompé dans le portrait que je vous avais crayonné de l'infatigable polygraphe. Si vous n'aviez pas lu la Pingénésie, quelle idée auriez-vous eue de mon hypothèse par cette phrase du polygraphe ? Je crois que c'est M. Bonnet, grand observateur, qui a prétendu que nous ressusciterions avec notre devant, mais sans notre derrière. C'est là le fin du fin. Et à qui écrit-il cela ? A vous-même, mon cher Malpighi, et dans une lettre que vous devez avoir reçue de lui sous la date du 6 de juin dernier. Vous pensiez donc posséder seul, cette belle lettre, et vous n'imaginiez pas, sans doute, que le public serait en tiers dans votre correspondance avec le doyen des Beaux-Esprits. J'ai, dans ce moment, sur ma table un nouvel ouvrage qu'il vient de publier sous le titre de Commentaire historique sur les œuvres de l'auteur de la Henriade, etc., et c'est dans cet ouvrage qu'est insérée la Lettre qu'il vous a écrite en réponse à celle que vous lui aviez adressée.*

Il avait dit, en 1769, dans sa brochure intitulée Dieu et les Hommes : Un rêveur, nommé Bonnet, dans un recueil de facéties, intitulé Palingénésie philosophique, prétendait que nous ressusciterions sans nos parties de devant et de derrière. Ce Bonnet a la tête fêlée. Il faut la mettre avec celle de Ditton, etc. J'avais prié un de mes amis de le remercier, de ma part, de cette honnêteté littéraire et de l'assurer du plaisir qu'il me ferait de ne rien changer à ce propos quand il réimprimerait la brochure.

Il m'a accordé ma demande et le passage se retrouve tel quel dans un des derniers volumes de ses Mélanges. Je ne vous en ai transcrit de mémoire qu'une partie (voici le passage exact : je ne sais quel rêveur nommé Bonnet, dans son recueil de facéties appelées par lui Palingénésie paraît persuadé que nos corps ressusciteront sans estomac, et sans les parties de devant et de derrière, mais avec des fibres intellectuelles et d'excellentes têtes. Celle de Bonnet me paraît un peu fêlée. Il faut la mettre avec celle de notre Ditton. Je lui conseille quand il ressuscitera de demander un peu plus de bon sens et des fibres un peu plus intellectuelles que celles qu'il a eu en partage de son vivant). Je n'ai pas actuellement sous la main la brochure.

Vous savez qu'aucun apologiste du christianisme n'a plus ménagé que moi, les incrédules. Je m'étais même plaint, dans la préface de mon livre, qu'on ne les ménageât pas assez. Notre polygraphe a craint, sans doute, que ma modération et la marche que j'avais prise ne fussent trop favorables à la cause que je défendais et, comme il ne pouvait réfuter solidement mes arguments, il a trouvé plus commode de jeter un ridicule sur le livre et sur l'auteur. Il en aurait dit cent fois plus que je n'aurais pas eu la plus légère démangeaison de lui répondre. Je déplore son aveuglement et ses écarts, mais je déplore bien davantage encore les maux sans nombre que ses écrits ne cessent de produire et qu'ils produiront longtemps après sa mort.

On a répondu cent fois à ses objections et il les reproduit toujours, comme si elles étaient demeurées sans réponse. Il tronque les passages et, puis il les oppose avec confiance à ceux qu'il veut combattre. Il parle sans cesse de tolérance et il est de la plus grande intolérance envers ceux qui osent le moins du monde le critiquer. Ceux même qui, comme moi, ne l'ont jamais attaqué directement ou indirectement, ne sont pas à l'abri de

ses sarcasmes s'ils entreprennent la défense de la Révélation. Quel monstrueux abus des talents ». Au reçu de cette lettre, Spallanzani s'est empressé de communiquer à Bonnet, une copie exacte de celle qu'il a reçue de Voltaire, en exprimant à son ami tout le regret qu'il avait d'avoir pu donner involontairement prétexte à cette nouvelle inconvenance du philosophe.
L'incident éclairci, Bonnet a écrit de nouveau à Spallanzani, en ces termes : « *Je vous remercie, mon cher et célèbre confrère, de la peine que vous avez prise de me transcrire la réponse que le polygraphe vous avait faite, sous la date du 6 juin dernier, et qu'il a publiée dans son Commentaire. J'ai collationné votre copie avec son Imprimé, et j'ai trouvé ce dernier exactement conforme à votre Copie jusqu'en ces mots. C'est dommage que le secret en soit perdu. Ici, l'Imprimé cesse d'être d'accord avec la copie. Dans celle-ci, le polygraphe ajoute : « J'ai peu de jours à vivre, Monsieur, je les passerai à vous lire et à vous estimer ». Dans l'Imprimé, on lit : « Je crois que c'est M. Bonnet le fin du fin. Je vous ai transcrit en entier l'addition ou plutôt l'interpolation dont il s'agit. Vous l'avez dans ma lettre du 18 septembre. Vous voyez donc que le vieillard n'a pas voulu dire au public qu'il avait peu de jours à vivre et qu'il les passerait à vous lire et à vous estimer. La lettre finit brusquement par les mots « le fin du fin » sans aucune souscription ».*
Il n'est pas besoin de philosophie pour n'être pas affecté par ces misérables facéties. Il ne faut qu'en rire et finir par déplorer la profonde indifférence du vieillard pour la vérité. N'ayez donc pas le plus léger regret d'avoir donné lieu à ce persiflage. La chose n'en vaudrait pas la peine et je vous invite à en rire avec moi. Vous vous êtes au moins assuré par vous-même que ce prétendu philosophe est bien tel que je vous l'avais dépeint dans ma lettre du 15 mai dernier » (7).

Spallanzani et les « ressuscitants »

Le biologiste Jean Rostand (1894-1977) a écrit un livre sur Lazare Spallanzani (7). Il y consacre notamment un chapitre aux « animaux qui ressuscitent », dont voici des extraits.
Aux observations microscopiques de Spallanzani sur les animalcules des infusions, on doit rattacher ses beaux travaux sur les êtres « ressuscitants ».
« Dans les mousses des murailles et le sable des gouttières, habite une faune assez nombreuse et variée, comprenant des petits animaux qui appartiennent aux groupes des vers ronds (ou Nématodes), des Rotifères, des Tardigrades, et qui tous présentent la faculté de résister à une dessiccation plus ou moins complète. Essentiellement aquatiques et adaptés au milieu liquide, tous ils se meuvent activement, par natation ou reptation, tant qu'ils disposent de quelque humidité, mais, le cas échéant, ils n'en sont pas moins capables de résister à un dessèchement très poussé. Ils changent alors de forme, se rétractent, se recroquevillent et deviennent parfaitement inertes. On les dirait alors privés de toute vie et, cependant, pour peu qu'on les replace dans une gouttelette d'eau, ils ne tardent pas à reprendre leur aspect primitif ainsi que leur mobilité. »
« L'état de « mort apparente » peut, sans dommage, se prolonger durant des semaines, des mois, voire des années. Que représente, au juste, un tel état ? Doit-on penser que cette inertie, cette cessation complète de l'activité apparente est compatible avec la persistance de certaines manifestations vitales et notamment des échanges respiratoires ? Ou bien s'agit-il d'un véritable arrêt de la vie, d'un état passager de « non-vie » qui ne serait pas la mort puisqu'il n'exclut pas la possibilité de revivre et qui serait plus ou moins analogue à celui d'une horloge intacte dont le balancier aurait été immobilisé ? »

« On conçoit quelle est, sur le plan théorique, l'importance de la question, mais aussi qu'elle est la difficulté d'y répondre avec précision. Car, de toutes manières, et même si les manifestations vitales n'ont point complètement cessé dans ces globules inertes que sont les animalcules desséchés, l'on imagine qu'elles doivent y être extrêmement discrètes et au point d'être indécelables par les procédés de laboratoire. Comment faire le juste départ entre une vie exténuée, réduite au moindre et une vie tout à fait absente ?

Tel est le problème que s'est posé Spallanzani. C'est le grand micrographe hollandais Leeuwenhœk, qui, dès 1701, constate que les Rotifères peuvent être amenés, par dessèchement du sable qui les contient, dans l'état de mort apparente, et reprendre néanmoins leur vitalité normale par réhumectation. Mais, Leeuwenhœk ne pense pas qu'il y ait là une véritable résurrection. D'après lui, les animalcules, en dépit de l'apparence, ne sont pas complètement desséchés, sans quoi ils périraient à coup sûr. Ils sont protégés par leurs enveloppes, comme le sont certains œufs ou larves d'insectes… »

« Spallanzani, nous l'avons noté, affectionne les faits singuliers, les expériences extraordinaires, « spectaculaires ». S'attaquant au problème de la « résurrection », il effectue une foule d'expériences très précises, non seulement sur les anguillules, mais aussi sur les Rotifères et sur les Tardigrades, qu'il a découverts, décrits et nommés le premier. Dans son mémoire, qui est un véritable chef-d'œuvre d'observation et d'expérimentation, il note la transformation que subit l'animal à la suite de la dessiccation complète : « Les parties solides se contractent et se défigurent. Les fluides s'évaporent et tout le corps de l'animal se réduit à un atome de matière desséchée et endurcie. Lorsqu'on le perce avec une aiguille, il se brise en plusieurs particules, comme un grain de sel ... »

Onze fois de suite, il dessèche le sable contenant les animalcules et, onze fois de suite, il les voit se ranimer. Cependant, le nombre des ressuscités diminue à chaque fois. A la seizième humectation, il n'y a plus aucune résurrection. Le nombre des ressuscités dépend du temps qu'a duré la dessiccation. »

« Au bout d'une heure, tous ressuscitent. Au bout de trois ans, la centième partie seulement ressuscite et, au bout de quatre ans, il n'en est plus que quelques-uns. Le temps de résurrection, variant de quatre minutes à une heure, ne dépend pas du délai de dessèchement. Il n'y a aucune différence, à cet égard, entre des animalcules qui ont été desséchés depuis quelques heures et ceux qui l'ont été depuis plusieurs mois. Une chaleur modérée favorise la résurrection. Une grande chaleur ne l'empêche pas (54°), ni un grand froid (-19°), ni des substances toxiques (camphre). »

« La conclusion de Spallanzani est en faveur d'une vraie résurrection. Il n'y a plus d'étincelle de vie dans les animalcules desséchés. La vie est « entièrement perdue ».

« Comment cet atome de matière où les parties solides ne conservent plus aucun vestige de l'humidité et de la souplesse qu'elles avaient auparavant et où les parties fluides n'existent plus, comment imaginerions-nous que cet atome desséché et défiguré garde un principe de sentiment et de vie ? »

Cette interruption, cette suspension de la vie est un très grand prodige : « Un animal qui ressuscite après sa mort et qui, dans certaines limites, ressuscite autant qu'on le veut, est un phénomène si inouï qu'il en paraît invraisemblable et paradoxal. Il confond les idées les mieux reçues sur l'animalité. Il en fait naître de nouvelles. Il devient un objet aussi intéressant pour les recherches du naturaliste que pour les spéculations du métaphysicien ». »

« Spallanzani ne se contente pas de préciser les conditions de la résurrection des êtres ressuscitants. Fidèle à la méthode que déjà nous lui avons vu pratiquer lorsqu'il étudiait la résistance des germes à la chaleur, il va chercher dans la nature des faits analogues qui sont « propres à diminuer notre étonnement ». De ces faits, il en trouve chez les animaux hibernants. « Il y a des rapports nuancés entre les animaux qui ressuscitent et ceux qui ne ressuscitent pas. Les hibernants sont un peu semblables aux premiers. »

En vue de mettre un peu d'ordre et de clarté dans le débat, la Société de biologie, en 1869, nomme une commission chargée d'étudier tout spécialement la question des « animalcules ressuscitants ». Après s'être réunie quarante-deux fois et avoir reproduit, dans les meilleures conditions de contrôle, les principales expériences mises en cause, cette commission a été amenée à conclure que des animaux amenés au degré de dessiccation le plus complet qu'on puisse réaliser dans l'état actuel de la science peuvent conserver encore la propriété de se ranimer au contact de l'eau. »

« Certes, elle s'est gardée prudemment d'affirmer que la vie a complètement disparu dans les organismes ainsi desséchés, mais si, du point de vue théorique, le doute reste entier, du moins la matérialité des faits de reviviscence apparaît désormais comme irréfutablement prouvée. Spallanzani, quand il parle d'un « retour à la vie », ne commet pas une hérésie biologique (7). »

Spallanzani et About

L'affaire des animaux ressuscitants a fait quelque bruit dans le monde et les écrivains de l'époque en ont perçu les échos. C'est peu après, effectivement (en 1861), que paraît le fameux conte d'Edmond About, « *L'homme à l'oreille cassée* », où il est question d'un colonel français qu'un professeur de Dantzig aurait desséché comme un vulgaire tardigrade (7).

Voici des extraits de ce roman :

« Mesdames, dit Léon, le professeur Meiser n'était pas un malfaiteur vulgaire, mais un homme dévoué à la science et à l'humanité. S'il tua le colonel français qui repose en ce moment sous les basques de ma redingote, c'était d'abord pour lui conserver la vie, ensuite pour éclaircir une question qui vous intéresse vous-mêmes au plus haut, point.

… Hé bien ! Mesdames, le professeur Meiser, un des hommes les plus sérieux de notre siècle, était persuadé que la science peut endormir un être vivant et le réveiller au bout d'un nombre infini d'années, arrêter toutes les fonctions du corps, suspendre la vie, dérober un individu à l'action du temps pendant un siècle ou deux, et le ressusciter après.

… Il y a des animaux qui ressuscitent : rien n'est plus certain ni mieux démontré. Mr Meiser, après l'abbé Spallanzani et beaucoup d'autres, ramassait dans la gouttière de son toit de petites anguilles desséchées, cassantes comme du verre, et il leur rendait la vie en les plongeant dans l'eau.

La faculté de renaître n'est pas le privilège d'une seule espèce : on l'a constatée chez des animaux nombreux et divers … On sèche un rotifère, bonsoir ! On le mouille, bonjour ! Le tout est d'en avoir bien soin quand il est sec… Ce qui est merveilleux, c'est qu'un animal qui ne saurait vivre plus d'un an, comme l'anguillule de la nielle, peut rester vingt-huit ans sans mourir, si l'on a pris la précaution de le dessécher. Needham en a recueilli

un certain nombre en 1743. Il en fait présent à Martin Folkes, qui les donne à Baker, et ces intéressants animaux ressuscitent dans l'eau en 1771. Ils jouissent de la satisfaction bien rare de coudoyer leur vingt-huitième génération ! Un homme qui verrait sa vingt-huitième génération ne serait-il pas un heureux grand-père ?
Un autre fait non moins intéressant, c'est que les animaux desséchés ont la vie infiniment plus dure que les autres. Que la température vienne à baisser subitement de trente degrés dans le laboratoire où nous sommes réunis, nous prendrons tous une fluxion de poitrine. Qu'elle s'élève d'autant, gare aux congestions cérébrales ! Eh bien ! Un animal desséché, qui n'est pas définitivement mort, qui ressuscitera demain si je le mouille, affronte impunément des variations de quatre-vingt-quinze degrés six dixièmes. Mr Meiser et bien d'autres l'ont prouvé.
Reste à savoir si un animal supérieur, un homme par exemple, peut être desséché sans plus d'inconvénient qu'une anguillule ou un Tardigrade. Mr Meiser en était convaincu. Il l'a écrit dans tous ses livres, mais il ne l'a pas démontré par l'expérience… Il a fait sa grande expérience en 1813 sur un colonel français, prisonnier, m'a-t-on dit, et condamné comme espion par un conseil de guerre. Malheureusement, il n'a pas réussi, car j'ai acheté le colonel et sa boîte au prix d'un cheval de remonte dans la plus sale boutique de Berlin.
…Léon reprend son trousseau de clefs et ouvre la longue caisse de chêne sur laquelle il est assis. Le couvercle soulevé, on voit un gros coffre de plomb qui renferme une magnifique boîte de noyer soigneusement polie au dehors, doublée de soie blanche et capitonnée en dedans. Les assistants rapprochent les flambeaux et les bougies, et le colonel du 23ème de ligne apparaît comme dans une chapelle ardente. On aurait dit un homme endormi. La parfaite conservation du corps atteste les soins paternels du meurtrier. C'est vraiment une pièce remarquable, qui aurait pu soutenir la comparaison avec les plus belles momies européennes … La partie la mieux conservée, comme toujours, était la face. Tous les traits ont gardé une physionomie mâle et fière. Si quelque ancien ami du colonel avait assisté à l'ouverture de la troisième boîte, il aurait reconnu l'homme au premier coup d'œil.

Sans doute le nez a la pointe un peu plus effilée, les ailes moins bombées et plus minces, et le méplat du dos un peu moins prononcé que vers l'année 1813. Les paupières se sont amincies, les lèvres se sont pincées, les coins de la bouche sont légèrement tirés vers le bas, les pommettes ressortent trop en relief. Le cou s'est visiblement rétréci, ce qui exagère la saillie du menton et du larynx. Mais les yeux, fermés sans contraction, sont beaucoup moins caves qu'on n'aurait pu le supposer. La bouche ne grimace point comme la bouche d'un cadavre. La peau, légèrement ridée, n'a pas changé de couleur : elle est seulement devenue un peu plus transparente et laisse deviner en quelque sorte la couleur des tendons, de la graisse et des muscles partout où elle les recouvre d'une manière immédiate. Elle a même pris une teinte rosée qu'on n'observe pas d'ordinaire sur les cadavres momifiés…
L'uniforme est devenu beaucoup trop large, on le comprend sans peine, mais il ne semble pas à première vue que les membres se soient déformés. Les mains sont sèches et anguleuses, mais les ongles, quoique un peu recourbés vers le bout, ont conservé toute leur fraîcheur. Le seul changement très notable est la dépression excessive des parois abdominales, qui semblent refoulées au-dessous des dernières côtes. A droite, une légère saillie laisse deviner la place du foie. Le choc du doigt sur les diverses parties du corps rend un son analogue à celui du cuir sec. Tandis que Léon signale tous ces détails à son auditoire et fait les honneurs de sa momie, il déchire maladroitement l'ourlet de l'oreille droite et il lui reste dans la main un petit morceau de colonel.
…Le colonel est transporté dans cette pièce avec tous les égards que mérite sa fragilité. Il ne s'agit pas de lui casser sa deuxième oreille dans la hâte du déménagement ! Léon court allumer le feu de la chaudière, et Mr Nibor le nomme chauffeur sur le champ de bataille. Bientôt un jet de vapeur tiède pénètre dans la salle de bain, créant autour du colonel une atmosphère humide qu'on élève par degrés, et sans secousse, jusqu'à la température du corps humain. Ces conditions de chaleur et d'humidité sont maintenues avec le plus grand soin durant vingt-quatre heures.
...La peau et les muscles ont recouvré presque toute leur souplesse, mais les articulations sont encore difficiles à fléchir. L'état d'affaissement des parois du ventre et des intervalles des

côtes montre enfin que les viscères sont loin d'avoir repris la quantité d'eau qu'ils ont perdue autrefois chez Mr Meiser. Un bain est préparé et maintenu à la température de 37 degrés et demi. On y laisse le colonel pendant deux heures, en ayant soin de lui passer souvent sur la tête une éponge fine imbibée d'eau.
M. Nibor le retire du bain lorsque la peau, qui s'est gonflée plus vite que les autres tissus, commence à prendre une teinte blanche et à se rider légèrement. On le maintient, jusqu'au soir dans cette salle humide, où l'on dispose un appareil qui laisse tomber de temps à autre une pluie fine à 37 degrés et demi.
Un nouveau bain est donné le soir. Pendant la nuit, le corps est enveloppé de flanelle, mais maintenu constamment dans la même atmosphère de vapeur… Au matin, après un troisième bain d'une heure et demie, les traits de la figure et les formes du corps ont leur aspect naturel : on aurait dit un homme endormi. Cinq ou six curieux sont admis à le voir, entre autres le colonel du 23ème. En présence de ces témoins, Mr Nibor fait mouvoir successivement toutes les articulations et prouve qu'elles ont repris leur souplesse. Il masse doucement les membres, le tronc et l'abdomen. Il entrouvre les lèvres, écarte les mâchoires qui sont assez fortement serrées, et voit que la langue est revenue à son volume et à sa consistance ordinaires. Il entrouvre les paupières : le globe des yeux est ferme et brillant.
Messieurs, dit le savant, voilà des signes qui ne trompent pas. Je réponds du succès. Dans quelques heures, vous assisterez aux premières manifestations de la vie.
L'attention des spectateurs est un instant détournée par un tumulte extérieur. Un bataillon du 23ème passe, musique en tête, dans la rue de la Faisanderie. Tandis que les cuivres de Mr Sax ébranlent les fenêtres de la maison, une rougeur subite empourpre les joues du colonel. Ses yeux, qui sont restés entrouverts, brillent d'un éclat plus vif.
Au même moment, le docteur Nibor, qui ausculte la poitrine, s'écrie : « *J'entends les bruits du cœur* ».
À peine a-t-il parlé, que la poitrine se gonfle par une aspiration violente, les membres se contractent, le corps se dresse et l'on entend un cri de : « *Vive l'Empereur* ! » … »

Spallanzani et Wrotnowska

Extrait d'une communication présentée à la Société française d'histoire de la médecine, concernant les « Opuscules de Lazare Spallanzani » analysés par Louis Pasteur.

Dans un précieux manuscrit autographe, inédit, Pasteur analyse les *Opuscules* de son précurseur Lazzaro Spallanzani dont son biographe a pu dire : « *Peu d'auteurs ont joui pendant leur vie d'une célébrité aussi éclatante et aussi étendue que Spallanzani* » ...

Ce document est un témoignage des méthodes de travail de Pasteur, mettant en évidence son principe de la nécessité d'établir l'historique d'une question avant de l'étudier. « Rien de plus satisfaisant pour l'esprit, écrira-t-il, que de pouvoir suivre une découverte de son origine jusqu'à ses divers développements ». Il est signé de la main de Pasteur : « Paris, 1860 ». Après l'étape de la cristallographie, le savant a entrepris l'étude des fermentations. Dès le 12 août 1858, n'écrit-il pas aux membres de la commission du prix de physiologie expérimentale de l'Académie des sciences : « *La constitution des corps, tant qu'on l'envisage au point de vue de sa dissymétrie ou de sa non dissymétrie moléculaire, toutes choses égales d'ailleurs, doit avoir une part importante dans la nature des lois les plus intimes de l'organisation des êtres vivants* ».

Il établit l'origine vivante des ferments d'où il entreprend l'étude des générations dites spontanées. En février 1859, à Archimède Pouchet qui lui demandait son avis sur la question de la génération spontanée, il répond avec une parfaite courtoisie, en lui révélant le détail de l'expérience qu'il a faite à propos de la levure lactique, conduite seulement avec des matières cristallisables et non, comme jusqu'alors, sur des infusions de matières végétales ou animales. Il peut annoncer qu'il a vu la vie végétale et animale mais, avec sa conscience habituelle, il estime qu'après si peu d'expériences il n' « ose avoir une opinion ». Il conclut : « Qu'y a-t-il dans l'air qui provoque l'organisation ? Sont-ce des germes ? Tout cela est inconnu et invite à l'expérience. » Le 8 janvier 1860, il s'adresse à son confident Chappuis : « Je suis de mon mieux ces études de fermentation qui ont un grand intérêt par leur liaison avec l'impénétrable mystère de la vie et de la mort. J'espère y faire bientôt un pas décisif en résolvant, sans la moindre confusion, la question célèbre de la génération spontanée ».

Notre dessein est simplement de présenter ce manuscrit, sans développer toutes les expériences et les luttes de Pasteur à propos de cette question. Pasteur décide donc d'analyser les *Opuscules* de Spallanzani dont il dira : « *L'un des plus habiles physiologistes dont la science puisse s'honorer, le plus ingénieux, le plus difficile à satisfaire* ». Nous allons voir comment cela conduira Pasteur à étudier d'autres précurseurs. Il utilisera ces notes, en les complétant, dans les prolégomènes historiques du cours qu'il professera à la Société chimique de Paris, le 19 mai 1861, repris, plus développé, le 3 juillet 1861, dans son *Mémoire sur les corpuscules organisés qui existent dans l'atmosphère*. Certaines de ces pensées et maximes sont encore citées par Pasteur dans le manuscrit qu'il a intitulé *Projet d'un livre sur l'esprit en matière de science*, récemment retrouvé par le Dr Delaunay.

Cette analyse comporte douze pages *recto verso*. Les pages *recto* étant à l'encre noire sont enrichies de nombreuses notes marginales à l'encre rouge, comme le sont les pages *verso*, augmentées elles-mêmes de notes marginales ou de petits feuillets collés. Sur la page de titre, Pasteur, de sa fine écriture, a noté : « *Générations spontanées. Travaux de Spallanzani - Paris, 1860.* » En tête de la seconde page, il inscrit de sa propre main : « Opuscules de physique animale et végétale, par M. l'abbé Spallanzani, augmentés de ses expériences sur la digestion. Traduit de l'italien par Jean Senebier ». D'après la préface du traducteur il indique la date : 1777. En réalité, l'ouvrage est édité à Paris, en 1787. Le pasteur Jean Senebier (1742-1809), bibliothécaire à Genève, dédicace cette traduction à deux Genevois : Charles Bonnet, maître et ami de Spallanzani, et Horace Bénédict de Saussure.

Au-dessous du titre, Pasteur inscrit : « Introduction de 114 pages du traducteur », ajoutant : « J'y reviendrai ». Ce qu'il n'a pas fait dans ce manuscrit, c'est regrettable, car Senebier esquisse là un remarquable exposé des connaissances de l'époque. Il s'émerveille des découvertes réalisées depuis l'usage du microscope de Leeuwenhoek qui a permis d'observer « les prodiges inattendus qui expliquent plusieurs mystères dont la plupart n'étaient pas même soupçonnés ».

Il retrace ensuite ce qui en a découlé pour en arriver aux travaux de Spallanzani qui a « décrit les animalcules de manière qu'on croirait ces êtres infiniment petits à portée de l'œil ». Spallanzani a vu qu'ils sont doués de mouvements, se multiplient et déjà Senebier a pu noter : « Les expériences de M. Spallanzani font présumer que les germes de ces animalcules sont contenus dans l'air » et, plus loin : « Si l'on parvenait jamais à bien connaître les parties constituantes d'un corps (...), on pénétrerait l'essence des choses. Je ne crois pas, ajoute-t-il, que nous puissions parvenir jamais jusque-là ».

Pasteur, dans son manuscrit, note le titre du premier volume des *Opuscules* : « Observations et expériences sur les animalcules des infusions ». Il précise de plus : « Ce travail occupe 255 pages du tome I. Il est divisé en 12 chapitres. Le volume se termine par la reproduction de plusieurs lettres de Bonnet à l'auteur ». Pasteur remarque : « Toutes les expériences de Spallanzani avaient pour but de combattre la théorie de la génération spontanée soutenue alors par Needham » auquel Pasteur rend justice. « La dissertation de Spallanzani, écrit-il, répondait déjà à des expériences de Needham sur des infusions en vases clos chauffés. C'est donc Needham qui a commencé et qui, le premier, aurait eu l'idée des expériences sur les vases clos, puis chauffés. Il disait avoir eu des infusoires ».

Au verso, Pasteur développe ses considérations : « Notes sur les trois premiers chapitres des Opuscules de Spallanzani ». Il fait d'abord le point sur les diverses publications des deux auteurs. « Needham publie, écrit Pasteur, son système et ses expériences pour la première fois en 1745, à Londres, *New Microscopical discoveries*. Cet ouvrage fut traduit en français, à Leyde, en 1747 ». Notons qu'il y a eu aussi une édition française à Paris, en 1750. Needham, correspondant de l'Académie des sciences en 1786, fait de fréquents séjours à Paris, auprès de Buffon,

avec lequel il collabore. Pasteur remarque que c'est, dans le second volume de la grande édition de Buffon, de 1749, « par conséquent quatre années après l'ouvrage de Needham, que Buffon expose ses idées sur la génération... Les expériences et les vues de Needham, très liées avec Buffon, note-t-il, et que Buffon estimait beaucoup, durent avoir une grande part sur les idées de ce dernier, que M. Flourens a résumées d'une manière si claire dans son petit livre sur Buffon ».
Pasteur, cependant, ne fait pas remarquer que, dans sa préface de l'édition de 1750, publiée à Paris, *Nouvelles observations microscopiques avec des découvertes intéressantes sur la composition et la décomposition des corps organisés*, traduite par son ami intime de Paris, A. Lavirotte, Needham note personnellement : « Mon premier dessein était simplement de séparer mes expériences de celles de M. de Buffon, afin que je puisse tirer les conséquences qui paraissent en résulter immédiatement et raisonner en liberté sur ce que j'avais observé. Comme elles sont dispersées dans le second volume de l'*Histoire naturelle* de M. de Buffon, elles ne servent absolument qu'à appuyer sa théorie et elles n'y sont rapportées que comme une suite dans ses expériences ».
Notons que Needham ne voyait dans cette édition qu'un essai en vue d'un ouvrage futur, et qu'auparavant, pour conserver ses droits, il avait adressé, de Paris, dès le 23 novembre 1748, une lettre en ce sens à Folker, président de la Royal Society de Londres. Ayant terminé, écrit-il, « mes observations sur la décomposition des substances animales et végétales (...), il me parut alors que le principe commun de génération devait être considéré comme une force végétatrice qui résidait dans chaque particule ». Il expose aussitôt sa théorie, « Le passage de l'animal au végétal et le retour du végétal à l'animal », tandis que Buffon croyait aux molécules organiques.
Pasteur remarque : « On doit bien prévoir que le système de Buffon et de Needham eut ses partisans et ses détracteurs, d'autant qu'il se trouvait en contradiction avec un autre système fameux, celui de Bonnet, sur la préexistence des germes. La lutte était d'autant plus vive qu'elle était plus légitime. On sait en effet, aujourd'hui (en 1860) que la vérité n'était ni d'un côté, ni de l'autre. Ajoutons à cela qu'à cette époque une foule de savants ne comprenaient pas encore bien la méthode

expérimentale, estime Pasteur. On dissertait à perte de vue sur des idées, des vues hypothétiques, des systèmes.
Le petit ouvrage de M. Flourens (1794-1867) est à cet égard d'une lecture très instructive. On y voit bien, par exemple, qu'il y a deux hommes dans Buffon, l'un qui a cherché à créer une hypothèse pour ériger ensuite sur cette base de longs systèmes, et l'autre qui a écrit la belle préface de sa traduction de la *Statique chimique* (il s'agit de la statique des végétaux) de Haies, ou qui s'est dit : « Rassemblons des faits pour avoir des idées ». Bonnet, quant à lui, a écrit : « Buffon est beaucoup occupé de style et peu de raisonnement. » Il ajoute : « Toutes ces extravagances, un homme soi-disant philosophe nous les débite du haut d'un trône qu'il s'est élevé au milieu d'une troupe d'admirateurs aveugles ».
Pasteur, recherchant la chronologie de la question, note qu'à Modène, en 1765, Spallanzani a publié une première dissertation où il examine et réfute les systèmes de Needham et de Buffon. « C'est cette dissertation, continue Pasteur, qui parut à Paris, en 1769, traduite en français et suivie de notes par Needham ». Il s'agit là de l'édition de l'abbé Régley dont Pasteur conserve un exemplaire dans sa bibliothèque. De plus, Pasteur ajoute : « Needham, qui professait la théorie de la génération spontanée, avait choisi ce moyen de présenter à nouveau ses opinions et ses objections aux idées et aux expériences de Spallanzani, déjà publiées en 1745 ».
L'abbé Régley, aumônier de Camille-Louis de Lorraine, prince de Marsan, dans les *Discours préliminaires*, écrit : « M. l'abbé Spallanzani a beaucoup enrichi ce monde invisible ; M. de Needham y a porté l'œil d'un philosophe qui veut voir la marche de la nature et qui peut-être a levé une partie du voile qui la couvre ». L'abbé Régley reprend l'historique de la question et oppose les deux théories des auteurs qui, eux-mêmes, tout en se réfutant, se couvrent de compliments. « L'examen des hypothèses de Needham sur la génération exigera de votre part une critique sévère : vous saurez la rendre en même temps polie, modérée, amicale », a conseillé Bonnet à Spallanzani qui écrit de son côté : « M. de Needham que j'ai nommé si souvent avec tous les éloges qui lui sont dus », tandis que Needham note à son tour : « Je devrais rougir des louanges excessives dont je

me trouve accablé par M. l'abbé Spallanzani... Je le connais comme un philosophe intègre, très estimable à tous égards ».
Pasteur constate : « Ce qui est digne de remarque, et tout à l'honneur de Spallanzani, ce dernier est le premier qui a soumis à des vérifications expérimentales les systèmes de Needham et de Buffon ». Puis, il relève une citation de son auteur : « Dans plusieurs villes d'Italie, dit Spallanzani, on a vu des partis formés contre l'opinion de M. de Needham, mais je ne crois pas que personne ait jamais songé à l'examiner par la voie de l'expérience ». Pasteur estime : « La seule expérience de Needham qui mérite de nous arrêter ici est relative à ce qui se passe dans des vases hermétiquement clos et exposés à l'action du feu. C'est la seule qui puisse avoir un caractère décisif en faveur de l'un ou de l'autre des antagonistes ». « Cette dissertation de Spallanzani est divisée en dix chapitres, note Pasteur qui ajoute : il n'y a que le chapitre X qui soit vraiment intéressant pour moi ».
Ce chapitre de quinze pages est intitulé : « Examen des expériences précédentes, faites avec de nouvelles précautions pour confirmer le système de M. de Needham. » Pasteur l'analyse ainsi : « Spallanzani fait remarquer très judicieusement que les germes des animalcules des infusions peuvent avoir deux origines : les matières servant à préparer les infusions et l'air. Il fait bien remarquer également qu'il résulte de là que la naissance d'infusoires dans des matières plus ou moins fortement chauffées, puis exposées à l'air, peut bien établir que les germes des infusoires n'appartiennent pas aux matières de l'infusion, mais qu'elles auraient pu venir de l'air. De là, enfin, la nécessité pour établir la génération spontanée de se mettre à l'abri de toute objection relative à l'origine des germes ... »
Puis, Pasteur cite : « M. de Needham, dit Spallanzani, porte encore la précaution jusqu'à leur (les vases) ôter toute communication avec l'air ambiant et que, malgré cela, à l'ouverture des phiolles, on y trouve encore des animaux bien vivants ; cela deviendra une forte preuve contre le système des ovaires ; j'ignore ce que les partisans pourront répondre ». Pasteur note : « Spallanzani voyait bien que cette expérience portait avec elle un caractère décisif et, continue-t-il, je vais montrer par une citation de Needham que lui aussi voyait dans cette expérience le critérium de la vérité ou de l'erreur ».

Dans ses notes critiques du chapitre X de Spallanzani, Needham constate qu'il « a scellé hermétiquement dix-neuf vases remplis de différentes substances végétales et il les a fait bouillir ainsi fermés pendant l'espace d'une heure. Voilà le fait... Mais, de la façon qu'il a traité et mis à la torture ces dix-neuf infusions végétales, il est visible que non seulement il a beaucoup affaibli, ou peut-être totalement anéanti la force végétatrice des substances infusées, mais aussi qu'il a entièrement corrompu, par les exhalaisons et par l'ardeur du feu, la petite portion d'air qui restait dans la partie vide de ses phiolles, il n'est pas étonnant, par conséquent, que des infusions ainsi traitées n'aient donné aucun signe de vie ». Needham, en conseillant à Spallanzani de reprendre l'expérience, lui indique de nouvelles précautions. Il conclut : « S'il ne trouve, à l'ouverture de ses vases, rien de vital, ni aucun signe de vie en se conformant à ces conditions, j'abandonnerai mon système et je renoncerai à mes idées ».

Spallanzani, avec le plus grand soin, a vérifié toutes ces expériences. « Si l'on veut mettre, écrira-t-il, dans ces procédés la plus rigoureuse exactitude et ôter par là jusqu'à l'ombre même du doute ». Il ajoute : « On s'égare d'autant plus en physique qu'on cherche plus à deviner la nature qu'à l'interroger ». C'est là le sujet des *Opuscules*. Du chapitre premier, Pasteur extrait cette citation de son auteur, au sujet de Needham : « On le voit dans ces notes, dit Spallanzani, s'affermir dans ses idées ; il s'annonce comme étant persuadé qu'il y a, dans la matière, une force chargée de la formation et du gouvernement du monde organique ; il appelle cette force végétatrice ; il s'imagine que c'est elle qui, en mettant en mouvement toutes les parties de la matière, excite en chacune d'elles une espèce de vitalité. »

Pasteur note : « L'exposé textuel que Spallanzani fait des assertions de Needham montre tout ce qu'il y avait d'extravagant dans les idées de cet auteur sur cette force occulte ». Il constate de plus : « Spallanzani, en excellent esprit qu'il était, laisse bien vite de côté les spéculations hypothétiques de l'auteur pour examiner les objections qu'il a faites sur l'exactitude des expériences de sa première dissertation. » En effet, les deux antagonistes ont obtenu des résultats contraires.

Pasteur cite encore : « Il prétend, dit Spallanzani, que j'ai beaucoup affaibli et peut-être anéanti la force végétatrice des substances infusées en tenant mes vases exposés à l'action de l'eau bouillante pendant une heure ; il ajoute que j'ai nui d'une manière notable à l'élasticité de cette portion d'air qui restait enfermé et il conclut qu'il n'était pas surprenant si je n'avais aperçu aucun animalcule, mais qu'il m'assurait que j'en trouverais si j'employais un feu moins fort ; il me promettait même d'abandonner son système si je ne réussissais pas comme lui dans ces expériences. J'ai cru devoir faire une longue suite d'expériences pour apprécier avec une impartialité philosophique les deux nouvelles objections que M. de Needham m'a faites relativement à l'expérience du feu. » Bonnet lui écrit alors : « Il m'a semblé que vous le mettiez lui-même dans vos vases, et que vous l'y faisiez bouillir ».

Pasteur analyse ensuite le chapitre II, où Spallanzani examine la première objection de Needham relative à l'anéantissement prétendu de la force végétatrice occasionnée par une forte ébullition. « A cet effet, continue Pasteur, il prépare des infusions et il expose ces infusions à la chaleur de l'eau bouillante des temps variables... Puis, il les bouche mal, c'est-à-dire qu'il les expose à l'air, et il reconnaît que les animalcules naissent aussi bien et même mieux dans les infusions qui ont subi la température d'ébullition, en y étant prolongés plus de temps que dans les autres. Il fait même des infusions avec ces mêmes graines chauffées sur la braise ou dans un fourneau à réverbère, jusqu'à avoir un charbon noir et dur, et ces nouvelles infusions lui donnent encore des animalcules petits et gros très divers ». Spallanzani termine ainsi la septième subdivision de ce chapitre II intitulée « La force végétatrice imaginée par M. de Needham est tout à fait chimérique » : « Il faut donc conclure que, si l'on ne voit pas naître d'animalcules dans les vaisseaux fermés hermétiquement et conservés dans l'eau bouillante pendant une heure, cela vient de toute autre cause que celle qui est imaginée par notre auteur ».

Le chapitre III, écrit Pasteur, « est consacré à la seconde objection de Needham, à savoir que Spallanzani raréfie trop l'air du vase clos par une ébullition soutenue et par l'ardeur du feu. Les expériences de ce chapitre sont très instructives. Je vais les rapporter avec quelques détails », ce qu'il fait minutieusement. Il remarque, notamment : « Afin de ne pas raréfier trop l'air des vases en étirant et fermant leurs cols à la flamme du réverbère, il les effile d'abord sans les fermer, les laisse refroidir, puis les ferme alors, ce qui est rapide et ne raréfie pas l'air. Il prouve l'efficacité de sa méthode en ouvrant des vases fermés dans ces deux conditions distinctes ... Il y a là des preuves remarquables de la sagacité rigoureuse et de l'habileté expérimentale de cet illustre physiologiste ».

Pasteur décrit l'expérience, puis résume : « Après onze jours, il ouvre ses vases, après avoir vérifié qu'au bout de ce temps, neuf infusions pareilles aux précédentes, mais non chauffées. Ces vases ouverts sont remplis d'infusoires de toutes les tailles. Voici le résultat pour les trente-six infusions chauffées ».

Pasteur cite alors Spallanzani : « Quelques-unes (au nombre de trois) sont un désert absolu, les autres, réduites à une telle solitude qu'on n'y voit que quelques animalcules semblables à des points par leur petitesse, que le lecteur se représente deux lacs, dans l'un desquels il verrait nager des poissons de toutes les grandeurs, depuis la baleine jusqu'aux plus petits, tandis qu'il ne découvrirait dans l'autre que de très petits poissons semblables à des fourmis. Alors, il aura une idée sensible des animalcules qui sont nés dans les neuf infusions qui ont été scellées ». À ce propos, Bonnet lui écrit : « Nous ne découvrons que les cordillères du monde microscopique. Que sont donc les taupinières d'un pareil monde ? ».

Spallanzani qui, auparavant, n'admettait pas le système de « force végétatrice » de Needham, conclut ainsi ce chapitre essentiel : « Ces nouvelles expériences me présentent des raisons très fortes pour la rejeter comme chimérique et contradictoire. Outre cela, malgré le penchant qui me faisait trouver les principes des animalcules dans des germes particuliers, je n'aurais pas vu qu'il aurait été possible d'attribuer la naissance des animalcules à d'autres choses qu'à de petits œufs, ou à des semences, ou à des corpuscules préorganisés que je voudrais appeler et que j'appellerais du nom générique de germes ».

« J'ai senti, lui a écrit Bonnet, combien la détermination précise de ce mot de germe pouvait avoir d'influence dans tous nos raisonnements sur la grande matière de l'origine des êtres organisés ». Spallanzani admet qu'il est gêné, rapporte Pasteur, par le fait que ces germes ne supportent pas d'être exposés à l'eau bouillante durant plus de trois quarts d'heure. Pasteur alors s'exclame : « Spallanzani, toujours admirable de sagacité et de prévoyance, ajoute : « Pourrait-on avoir quelque preuve suffisante pour proscrire, ou du moins pour diminuer, la répugnance naturelle qu'on a pour admettre que les germes des animalcules du dernier ordre ont le pouvoir de résister à l'action de l'eau bouillante ? » « C'est alors, continue Pasteur, qu'il est conduit dans les chapitres suivants à l'étude de l'action de la chaleur sur les œufs et les graines. Il y est encouragé par un fait qui existait déjà dans la science. » Pasteur rappelle que Spallanzani l'a fait après la lecture d'un ouvrage de Du Hamel. Cet auteur a réussi à faire germer du froment.

Mais, Pasteur constate : « Il faut le reconnaître, Spallanzani n'arrive pas à répondre à tous les doutes légitimes de Needham que je viens de rapporter. En effet, il reconnaît que pour faire disparaître toute production d'infusoires, il est obligé de maintenir trois quarts d'heure des infusions à la chaleur de l'eau bouillante. Mais, qu'il s'agisse ici des plus petits parmi les infusoires, on ne peut s'empêcher de trouver quelque fondement dans les craintes de Needham, notamment que l'air ne soit altéré par la durée de la température à 100°. Il aurait fallu une analyse de l'air des vases. La science n'était pas encore assez avancée ». En marge, il ajoute : « Non seulement l'endométrie n'était pas créée, la composition de l'air par Lavoisier, de 1774, était à peine connue, mais nous allons voir, en suivant la marche de la science sur cette grande question, avec les développements ultérieurs qu'elle a reçus de l'expérience, comment ceux-ci ont été plus favorables à Needham qu'à Spallanzani. Ceci pourrait surprendre au premier abord ». Pasteur fait alors cette intéressante remarque : « Je dois faire observer pour me justifier que personne n'est encore descendu dans l'examen de la question aussi avant que je le fais ici ».

« Appert, écrit Pasteur, applique, en quelque sorte, à l'industrie, les résultats des expériences de Spallanzani ». Dans son *Mémoire sur la fermentation alcoolique*, Pasteur note : « Le Dr Schwann ne cite pas les expériences d'Appert. J'ai dû réparer cet oubli. Les expériences de ce savant physiologiste ne sont que la reproduction de celles d'Appert et de Spallanzani ». Pasteur décrit alors une expérience de son auteur, sur une infusion de pois dans un vase qui, chauffée, ne s'altère pas. « N'est-ce pas exactement la méthode d'Appert. Appert, d'ailleurs, ne

s'inquiète pas de théorie et d'explication de son procédé », commente Pasteur.
Il constate : « Gay-Lussac arrive à cette conclusion que, dans les conserves d'Appert, l'oxygène de l'air disparaît et que c'est à son absence qu'il faut attribuer la conservation des matières ». Pasteur donne des citations de cet auteur « qui ne laisseront aucun doute à l'égard de la pensée de Gay-Lussac qui a passé dans la science entière et incontestée ». Pasteur cite également l'expérience sur la conservation du lait de vache. « Le beurre, constate Gay-Lussac, qui s'est rassemblé à la surface du lait est très bon. Il paraît seulement plus dur que le beurre frais ». « Ce dernier détail, écrit Pasteur, mérite d'être noté. Il s'accorde avec mes expériences, moins le fait de l'excellence du beurre qui, dans mes expériences, a une petite saveur de suif ». Après avoir fait allusion aux expériences de Schwann qui ont été « un progrès réel dans la question » et celles de Schultz « qui ne sont qu'une variante du procédé de Schwann », Pasteur conclut ainsi ses notes : « Personne (les partisans de la génération spontanée ont dû faire la remarque) que je sache n'a remarqué l'influence que le travail de Gay-Lussac a nécessairement fait dans la question des générations dites spontanées mais, quoi qu'il en soit, les objections de Needham sont justifiées et même rendues victorieuses par les résultats d'Appert et de Gay-Lussac. Il ne faut donc pas s'étonner que, postérieurement à Spallanzani, des hommes considérables ont été partisans de la théorie des générations spontanées ».
Rappelons les célèbres expériences de Pasteur sur la pureté de l'air au sommet des montagnes et surtout celles exécutées avec les ballons à col étiré ouvert, conservés encore stériles aujourd'hui. Cependant, le 3 septembre 1860, à l'Académie des sciences, conscient des luttes qu'il aurait à soutenir, Pasteur s'est écrié : « Tant que la doctrine des générations spontanées pourra opposer à la doctrine contraire, une seule objection sérieuse, on peut s'attendre à la voir reparaître, car elle s'étaye, à notre insu, de ses affinités avec l'impénétrable mystère de l'origine de la vie à la surface du globe. C'est une de ces questions que l'on peut comparer au monstre de la fable, à plusieurs têtes sans cesse renaissantes. Il faut les détruire toutes » (10).

Spallanzani et Pasteur

« En hommage à Spallanzani, Pasteur a fait exécuter un portrait à mi-jambes du savant italien, inspiré d'un dessin en buste, d'après nature, et l'a fait encastrer à une place d'honneur au-dessus de la cheminée de la salle à manger de réception de son appartement de l'Institut Pasteur, face à son portrait, dans son laboratoire, par Albert Edelfelt » (3).
« On ne possède que deux portraits de Spallanzani exécutés de son vivant, dont nombre d'artistes se sont inspirés, en particulier Albert Edouard sur la toile que lui a commandée Pasteur et qui se trouve à Paris, dans le musée qui porte le nom de l'illustre savant » (10).

Spallanzani et des plantes

Tout spécialisé qu'il est dans la physiologie animale, Spallanzani a voulu aborder jusque chez les plantes, les problèmes de la génération et du développement.

Ces problèmes, dans une certaine mesure, se sont posés de façon analogue dans les deux règnes. Encore que les idées sur la sexualité végétale aient été assez confuses en cette fin du XVIIIe siècle ! La formation de la graine a soulevé les mêmes difficultés théoriques que la formation du fœtus et l'on retrouve, ici, la même opposition doctrinale entre partisans de la préexistence des germes et partisans de l'épigenèse, entre partisans du germe femelle et partisans du germe mâle.

Tout naturellement, Spallanzani se devait d'apporter, en ce nouveau champ d'études, ses préjugés tout ensemble ovistes et préformationnistes. À la suite des expériences qu'il a réalisé sur diverses plantes, il a abouti à cette conclusion imprévue que, dans certains cas tout au moins, des graines fécondes peuvent se constituer sans que !a fleur ait été en contact avec la poussière fécondante, ou pollen. En un mot, il a soutenu l'idée qu'il y a parfois une parthénogenèse naturelle. Chez des plantes à fleurs hermaphrodites (Basilic, ou *Ocymum basilicum* ; *Hibiscus syriacus*), il coupe les anthères avant la maturité du pollen et il constate que des graines se forment quand même, mais incapables de germer.

Chez d'autres plantes, telles que la courge d'écu, le melon d'eau, où des fleurs de sexe différent sont portées par un même pied, non seulement il se forme des graines malgré la suppression précoce des fleurs mâles, mais encore ces graines sont capables de germer. La fructification, ici, est donc parfaitement indépendante de l'action de la poussière pollinique.

Il en va de même chez les plantes dioïques, telles que l'épinard (*Spinacia oleracea*) et le chanvre (*Cannabis sativa*), où chaque pied ne porte que des fleurs du même sexe. Même si on a isolé avec beaucoup de précaution les pieds porteurs de fleurs femelles, ils n'en produisent pas moins des graines tout à fait normales, et identiques, sous tous les rapports, à celles qui se forment dans les conditions habituelles de la nature.

En particulier, Spallanzani exécute, sur le chanvre, une expérience qu'il tient pour décisive, eu égard aux soigneuses précautions dont il l'entoure. Des pieds portant exclusivement des fleurs femelles sont placés, vingt jours avant la floraison, dans une chambre bien close. Les rameaux à fleurs sont, de surcroît, enfermés dans des bouteilles de verre, où ils sont maintenus durant quarante-deux jours. En dépit de cet isolement complet, les fleurs femelles produisent des graines bien constituées, aptes au développement.

Si l'on effectue une expérience analogue chez la mercuriale (plante également dioïque), on obtient un résultat négatif. Chez ce végétal, l'action de la poussière fécondante se montre indispensable à la production de graines fécondes. Spallanzani ne doute pas que la sagacité des observateurs ne doive étendre le nombre des plantes chez qui l'intervention de la poussière mâle est superflue. Chez celles-là, l'embryon, quoique invisible, préexiste à la fécondation et il semble qu'il en va de même pour les plantes qui, sans pollen, forment une graine abortive. Dans ce dernier cas, le pollen communique à l'embryon une impulsion stimulatrice, analogue à celle que la liqueur séminale imprime au « foetus » de grenouille.

Spallanzani, d'ailleurs, n'exclut pas qu'il puisse exister un « principe fécondant », caché dans le pistil, et il se garde d'affirmer que, chez toutes les plantes, l'embryon préexiste dans l'ovaire. De toutes manières, il se refuse à loger l'embryon dans le pollen, comme l'ont fait certains botanistes. Pour sa part, il a examiné attentivement, sous le microscope, des poussières fécondantes provenant de végétaux variés et il n'a rien décelé, chez aucune d'elles, qui puisse annoncer une plante en miniature.

Les contemporains de Spallanzani ont contesté vivement la validité des expériences qui lui ont permis de prétendre établir l'existence d'une fructification sans fécondation. Elles vont à l'encontre de l'opinion scientifique courante, qui, à la suite de Linné et de bien d'autres, tient le concours des sexes pour

constamment indispensable à la reproduction des plantes et voit dans les poussières polliniques autant de « maris » pour les pistils.
Dans cette polémique, le chanoine Seraphino Volta, professeur de physique expérimentale à l'université de Pavie, s'est distingué par son âpreté. Fort envieux de la célébrité de son collègue, il soutient que Spallanzani n'a jamais exécuté les expériences en question. Le principal argument invoqué par Volta est que le physiologiste s'est trouvé en voyage durant le temps où il a prétendu les avoir faites...
Spallanzani a répondu à Volta de façon extrêmement violente, comme il savait le faire quand il était soulevé par la fureur. Dans une *Lettre publique*, il a dénoncé les « procédés détestables et inconvenantissimes » du « calomniateur aveuglé par la vanité, l'orgueil et autres passions ». « Non seulement des deux yeux, mais d'un seul », écrit Spallanzani dans son pamphlet, « j'ai vu d'un coup toute la sottise d'une telle accusation, stupidité inséparable de tous les écrits de Volta. Il faut vraiment avoir perdu toute vergogne et tout sentiment de l'honneur. Une si belle hâblerie était réservée à l'unique Signor Canon Serafino Volta di Mantova ».
Si l'on n'a, a prion, aucune raison de douter que Spallanzani ait effectué les expériences dont il a publiées les résultats sur la génération des plantes, en revanche, il est fondé de penser qu'elles n'ont pas été conduites avec toute la rigueur et la compétence nécessaires, car, sur bien des points, les résultats obtenus par Spallanzani ont été infirmés par ses successeurs.
Sachs, dans son *Histoire de la Botanique* (1878), critique non sans sévérité les « expériences étourdies et précipitées », les conclusions hâtives de Spallanzani. Il lui reproche d'ignorer ce qui a été fait auparavant sur la question, de manquer d'habileté technique et enfin d'avoir montré, dans ce travail improvisé, « cette étroitesse de vues et de pensées particulière aux amateurs qui ont négligé de se préparer de longue date à l'étude des problèmes qu'ils abordent...
L'absence de profondeur et de réflexion se trahit à la fois dans le fond et dans la forme. La critique est dogmatique, et ne parvient pas à inspirer au lecteur quelque confiance dans l'habileté et le jugement de l'auteur ».

Dans l'ensemble, on peut tenir la critique de Sachs pour fondée. Il est certain que Spallanzani est loin d'avoir, en physiologie végétale, la même maîtrise qu'en physiologie animale.
Toutefois, et même dans ce domaine où il s'est aventuré avec quelque légèreté, Spallanzani, s'il a fait erreur, n'a pas gravement divagué, car on sait aujourd'hui que certains végétaux présentent une parthénogenèse naturelle (7).

Spallanzani et l'homéopathie

Un éclairage sur l'apport biologique, thérapeutique et homéopathique de Lazzaro Spallanzani doit être abordé.
Un éveil, une ouverture vers les thérapeutiques naturelles telle l'homéopathie et la phytothérapie prend sa source dans les expérimentations.
C'est ainsi que, dans les expériences historiques célèbres, figurent celles du grand pionnier de la biologie, Lazzaro Spallanzani, abbé et professeur d'histoire naturelle à l'université de Pavie. Ce naturaliste est très vite considéré comme le père de la biologie expérimentale au XVIIIe siècle. Ses découvertes ne sont sues et comprises que des biologistes.
Son expérience historique concernant la transformation des aliments en nutriments, leur assimilation reprend les travaux de Réaumur sur la digestion. Il émet l'hypothèse que la digestion est un phénomène purement chimique. Les aliments seraient rendus liquides par des substances chimiques sécrétées par les organes. Il y a eu aussi des théories de phénomènes purement mécaniques. Les balbutiements de la compréhension des mécanismes mis en jeu dans l'assimilation des aliments représentent les prémices de la compréhension de l'assimilation de toute substance dont les plantes, dont les remèdes homéopathiques à base de plantes, notamment.
Le « *comment ça marche, les procédures naturelles biologiques ?* » nous amène logiquement vers la question « *comment utiliser les remèdes de la nature pour la santé de notre biologie ?* »
Ainsi, de la « *porte expérimentale fondamentale* » à la « *porte expérimentale clinique* », les expériences de l'histoire de la biologie nous mènent à la découverte de remèdes tels ceux homéopathiques, phytothérapiques ou encore allopathiques.

L'histoire de la biologie, de la science du vivant vers les thérapeutiques, dont celles homéopathiques, ne peut que nous faire nous souvenir du rôle incontestablement géant de Lazzaro Spallanzani dans cette approche (Boukhobza, com. pers., 2012). Spallanzani, en 1769, invoque l'action bactéricide du soleil, tandis que le développement de la science médicale, de la physique, de la chimie et surtout l'esprit de recherche pendant le XVIIIe siècle amènent à d'intéressantes observations sur l'efficacité de l'héliothérapie dans certaines dermatites, ulcères, blessures, fractures, dans l'ascite, dans la tuberculose osseuse ou encore dans le rachitisme.

Spallanzani et des auteurs

La réputation de Spallanzani a débordé même le cadre de la science : Jacques Delille le chante dans les *Trois Règnes* (« Mais comment admirer le monde et son auteur, sans nommer, sans chanter leur noble observateur ? Gloire te soit rendue après l'Etre suprême. Profond Spallanzani ... ») ; Alfred de Musset cite son nom dans la *Confession d'un enfant du siècle* et Victor Hugo fait lire le tome II des *Voyages* par le héros du « *Dernier jour d'un condamné* »
Nulle gloire ne saurait être plus tenace que la sienne, puisqu'il a eu la chance d'introduire dans la technique biologique quelques gestes fondamentaux. Tant que, dans un laboratoire, on opérera une digestion ou une insémination artificielles, hommage sera rendu à « *l'ombra di Spallanzani* » (7).

« ... *dont les ovules sont demeurés dans le sol et aptes à éclore dès que la saison pluvieuse ramène le fluide nécessaire à leur développement. Depuis vingt ans, nous répéterons cette assertion, mais on y revient encore, parce que les personnes qui font du « microscopisme », copient les œuvres de Spallanzani.* »

Jacques Delille (1738-1813)

« ... *je ne parle pas des rêveurs qui suivent le vol tournoyant des chauves-souris dans Spallanzani et qui pensent avoir trouvé un sixième sens à la nature.* »

Alfred de Musset (1810-1857)

« *J'avais sur moi le tome second des Voyages de Spallanzani. J'ouvris au hasard...* »

Victor Hugo (1802-1885)

Spallanzani et sa description

Quelque sujet qu'aborde Spallanzani, il y apporte un enthousiasme juvénile. On le sent aussi passionné pour un ver de terre qui régénère sa tête que pour un cratère de volcan. Sa passion de « naturaliste » se trahit dans toute sa conduite. Surpris par la tempête, en pleine mer, et courant le risque d'un naufrage, il ne songe qu'aux précieux minéraux qu'il rapporte et voudrait sauver.

Un jour qu'il dîne chez le professeur Pulli, il prie qu'on serve le repas dans le cabinet d'histoire naturelle, où se trouve une belle collection de produits volcaniques. A chaque instant, il quitte la table, pour aller contempler de près les échantillons, dont il réclame des « doubles », qu'il met dans sa poche. À la fin du dîner, il est si alourdi qu'il marche avec difficulté.

Son zèle de physiologiste l'entraîne parfois hors des normes de la bienséance. Comme il se promène dans le parc de l'Ambassade de France, avec des gentilshommes et des dames, voilà qu'il tombe en arrêt devant un couple de crapauds et il ne se tient pas de faire, à ses compagnons interdits, une leçon circonstanciée sur le mécanisme de la génération animale. Comme tout grand savant, il professe le culte de la vérité.

Il est courageux, incontestablement. Peut-être met-il un peu de complaisance à rappeler les dangers qu'il a courus au bord des volcans, mais ces dangers sont bien réels. Il n'hésite pas, d'ailleurs, à tenter des expériences périlleuses, soit quand il avale des tubes de bois pour étudier le mécanisme de sa propre digestion, soit quand il provoque de fortes explosions en soumettant à l'action de la flamme, des laves volcaniques.

Les contemporains de Spallanzani s'accordent à vanter son talent clair et chaleureux de professeur. Il passe également pour un écrivain de qualité. Certains morceaux de ses œuvres, et notamment de ses récits de voyages, figurent dans les anthologies de la prose italienne. Ses mémoires scientifiques sont encore, pour nous, remplis d'agrément, car il relate ses expériences d'une façon vivante et pittoresque, en un style naïf et savoureux. Comme Trembley, comme Réaumur, comme les « grands naturalistes de son époque », il est fortement présent dans ses ouvrages, et nous fait sans cesse participer à ses émotions de chercheur.

D'après l'unique portrait que nous possédons de lui et que Bonnet a fait exécuter spécialement par le peintre danois Juel, Spallanzani est assez gras. Il a le visage long, le menton petit et bien dessiné, le front haut et droit, le nez saillant et aquilin, les narines serrées, la lèvre supérieure mince, les yeux vifs et perçants. Son expression est sévère (7).

Spallanzani et Caullery

Le 11 avril 1939, l'université de Pavie inaugure une statue de Lazzaro Spallanzani et c'est Maurice Caullery (1868-1958) qui en a assumé le discours (5).

« Il y a un mois à peine, à Paris, j'avais l'occasion, mélancolique pour moi à certains égards, de confronter deux cérémonies auxquelles j'avais pris part, à cinquante ans de distance: l'une, quand j'étais jeune étudiant, était l'inauguration de l'Institut Pasteur, le 14 novembre 1888, en présence de Pasteur lui-même et l'autre, le 15 mars dernier, la célébration du cinquantenaire de cette fondation. Et si je les rappelle ici, c'est que la personne de Lazzaro Spallanzani s'y trouve associée.

En effet, dans l'appartement qui lui était réservé et où il a vécu ses dernières années, de 1888 à 1895, Pasteur avait fait placer, sur la cheminée de la salle à manger, un grand portrait en pied de Spallanzani, faisant face à son propre portrait. Les deux effigies sont toujours à leur place (en 1939), unissant ainsi visuellement ces deux grandes figures de la science qui, à un siècle de distance, se sont penchées sur les mêmes énigmes de la nature et ont si puissamment contribué à les déchiffrer. Spallanzani et Pasteur resteront toujours deux maîtres hors pair dans le maniement de la méthode expérimentale et l'hommage rendu par le second à son aîné, faisant de lui un témoin de sa propre vie, m'a paru digne d'être mentionné en cette circonstance.

Messieurs, j'apporte, pour ma part, à cette cérémonie, l'hommage de l'Académie des sciences de Paris, dont votre illustre compatriote était correspondant, celui de l'université de Paris, à laquelle il aurait pu être rattaché puisque, sous le Directoire, une proposition lui avait été faite de venir occuper une chaire à Paris, et enfin celui de l'École normale supérieure

qui, par son rôle social, n'est pas sans rappeler le collège Ghislieri où vous m'avez réservé une si agréable hospitalité.
Les travaux de Spallanzani ont été glorifiés déjà à maintes reprises et d'autres voix viennent de le faire encore. Je voudrais seulement tirer de son œuvre un enseignement d'ordre général et philosophique, en marquant, d'une part, comment il a réussi à devancer son temps et comment, d'autre part, l'état des connaissances de son époque, les idées qui y dominaient les esprits les plus éminents et qu'il confrontait constamment avec les siennes propres, l'ont parfois empêché de tirer de ses résultats expérimentaux toutes les conclusions que la logique suggérait. N'est-ce pas la façon la plus synthétique de juger un grand homme de science que de préciser dans quelle mesure il a été en avance sur son temps, tout en en étant malgré tout le prisonnier ?
Spallanzani était bien un homme de son temps, de ce XVIIIe siècle si fécond pour le développement de la pensée moderne, l'aurore et la préface du XIXe où toutes les sciences ont pris un si formidable essor. Il en était déjà l'expression par sa vaste culture, alors qu'une étroite spécialisation ne s'imposait pas comme aujourd'hui. Il a débuté par des travaux sur Homère. Il s'est occupé de physique, de chimie, de géologie et surtout de vulcanologie, de zoologie et de botanique, mais sa gloire est essentiellement d'avoir su pratiquer la méthode expérimentale dans le domaine si complexe et alors encore si peu exploré des phénomènes de la vie. C'est ainsi que son nom s'inscrit au livre d'or de la science, à la suite de celui de Réaumur, et qu'il précède Lavoisier, Claude Bernard et Pasteur.
Dans le cadre de la physiologie, qui ne devait se développer vraiment qu'au XIXe siècle, Spallanzani a expérimenté, avec précision et succès, sur la circulation du sang, sur la digestion, sur la respiration où il a compris immédiatement la valeur et la portée des conceptions de Lavoisier. Nous le voyons aussi analyser expérimentalement les processus de la régénération et ceux de la reviviscence. Mais, je ne m'arrêterai que, sur deux grandes questions, où ses recherches ont été particulièrement remarquables et fécondes, celles sur les animalcules des infusions et celles sur la génération.
L'emploi du microscope a révélé, au début du XVIIIe siècle, tout un monde nouveau d'animalcules très petits et très simples,

qu'on voyait apparaître et pulluler, de façon constante, en dehors de toute intervention, au contact des matières organiques abandonnées à elles-mêmes dans l'eau. En l'absence de données précises sur leur reproduction, on attribua leur formation à une génération spontanée. L'abbé Needham et, à sa suite, Buffon, ont formulé toute une théorie suivant laquelle des molécules organiques, présentes partout, s'associent suivant des moules déterminés pour réaliser spontanément ces animalcules.
Spallanzani, par des expériences méthodiques, a fait justice de ces conceptions arbitraires. Il a montré que les animalcules des infusions proviennent de germes importés du dehors et qu'on empêche leur apparition en chauffant convenablement les infusions, et en les soustrayant au contact de l'air, par suite des germes que celui-ci contient. Spallanzani a donc réfuté expérimentalement la prétendue génération spontanée et il a été ainsi le précurseur de Pasteur qui devait, un siècle plus tard, faire définitivement justice des mêmes erreurs, reprises avec des arguments nouveaux, par des expériences aussi simples que décisives et dont les conséquences ont conduit aux immenses applications que tout le monde connaît.
Le nom de Spallanzani est donc associé, dans l'histoire de la science, à celui de Pasteur et son mérite est immense d'avoir su, dans l'état si imparfait des connaissances de son temps, discerner la vérité, et la prouver. Il s'est montré ainsi un grand expérimentateur et un esprit devançant largement son époque.
Dans le problème de la génération, Spallanzani a manié avec la même maîtrise la méthode expérimentale, mais, cependant, sa vision a été partiellement obscurcie par les conceptions régnantes. Le XVIIIe siècle vivait encore, pour une bonne part, sous le signe des conceptions d'Aristote aux termes desquelles c'est la femelle qui fournit le germe proprement dit, le mâle ne faisant qu'animer celui-ci, en lui apportant le souffle vital. À la vérité, la découverte, par Leuwenhoek, des spermatozoïdes, des animalcules spermatiques, comme on les appelait, a ébranlé cette conception. Naturalistes et philosophes se sont partagés en ovistes et spermatistes, les uns voyant dans l'élément femelle, les autres, dans l'élément mâle, le germe proprement dit.
Deux autres conceptions se sont, de façon parallèle, associées aux précédentes. Suivant l'une, l'embryon se réalise progressivement, par épigenèse et, suivant l'autre, il est réalisé

complètement dès l'origine, tout en restant invisible. On donne, à cette conception, le nom d'évolution et elle entraîne presque fatalement celle de l'emboîtement des germes qui, poussée à l'extrême, déclare tous les individus des générations successives réalisés depuis l'origine, et emboîtés les uns dans les autres. À la vérité, il manque au XVIIIe siècle, la connaissance réelle du véritable germe, l'œuf, et une notion capitale qui ne va s'introduire qu'au milieu du XlXe siècle, celle de la cellule et de la structure cellulaire des organismes. Spallanzani et ses confidents scientifiques, dont les plus éminents ont été le physiologiste Albert de Haller et Charles Bonnet, se rattachent aux conceptions de l'ovisme et de la préformation. Il a fallu un siècle et demi pour que les processus fondamentaux de la formation du germe et la nature unicellulaire de l'œuf soient définitivement établis.

Les travaux de Spallanzani constituent, dans cette longue histoire, une étape importante et elle aurait pu, sur la base des faits expérimentaux, être beaucoup plus décisive, et hâter considérablement le progrès. Qu'il me soit permis seulement de mettre en valeur la sagacité de Spallanzani, en choisissant pour animaux d'expériences les batraciens, grenouilles et crapauds, la précision et l'enchaînement de ses expériences elles-mêmes, véritable modèle de méthode expérimentale, telle qu'on la pratique encore de nos jours.

Il prouve que le contact de la liqueur séminale est indispensable au développement des œufs, qu'il ne s'agit pas d'une action à distance, ni de rien qui s'apparente à un souffle vital (une aura seminalis comme on disait), qu'on peut diluer la liqueur séminale presqu'à l'infini, sans lui enlever ses propriétés fécondantes. Par contre, celles-ci sont supprimées si on la chauffe au-delà d'un certain point ou si on la dessèche, ou si on lui fait traverser un filtre. Enfin, dans ce dernier cas, en reprenant par l'eau la partie restée sur le filtre, la liqueur obtenue est de nouveau fécondante.

D'autre part, il a bien vu les spermatozoïdes ou animalcules spermatiques. Les phénomènes sont si bien analysés que Spallanzani en déduit la possibilité de réaliser la fécondation artificielle chez la chienne, en injectant dans les voies génitales femelles, la liqueur séminale du mâle, recueillie dans une seringue et il réalise effectivement cette fécondation artificielle.

Pour tout esprit réfléchi et, à plus forte raison, pour un expérimentateur de la valeur de Spallanzani, la conclusion résultant de ces diverses constatations s'impose : ce sont les animalcules spermatiques qui sont l'agent effectif de la fécondation. Cependant, et c'est là que Spallanzani est prisonnier des conceptions de son époque et ne sait pas s'en dégager, non seulement cette conclusion ne se présente pas à son esprit, mais il l'écarte formellement parce qu'elle va à l'encontre d'idées *a priori* que Haller et Bonnet partagent et renforcent chez lui, idées qui dénient par avance tout rôle aux spermatozoïdes et méconnaissent la nature du germe femelle.
Ces œufs tangibles que pond la grenouille sur qui Spallanzani expérimente si correctement, il les appelle des fœtus parce que, pour lui, l'embryon doit y être déjà réalisé par avance et l'action de la liqueur séminale ne peut être que d'amener la manifestation de l'embryon préformé. En 1824, cinquante et quelques années après Spallanzani, à Genève, Prévost et Dumas referont les mêmes expériences et, cette fois, en formuleront la conclusion exacte, à savoir que les spermatozoïdes sont les vrais agents de la fécondation. Encore n'entraîneront-ils pas la conviction de tous, puisqu'un expérimentateur de grande valeur, comme Dutrochet, la contestera.
Je n'ai pas évoqué cette défaillance de la logique pour diminuer l'énorme valeur qu'ont les recherches expérimentales de Spallanzani sur la génération, surtout quand on se reporte à l'époque où elles ont été effectuées. Il m'a semblé philosophiquement intéressant de replacer l'homme dans son ambiance et d'analyser dans quelle mesure il a su s'en dégager. On voit, par cet exemple, combien les esprits les plus vigoureux subissent, à leur insu, l'influence des conceptions dans lesquelles ils ont vécu. Mais la mesure de leur mérite est dans les progrès positifs qu'ils ont réalisés et dans la méthode qui leur a permis de les obtenir.
Spallanzani est incontestablement une des grandes figures de la biologie moderne, un des créateurs et des maîtres de la méthode expérimentale dans le domaine des sciences de la vie. La statue à l'inauguration de laquelle je suis particulièrement heureux de participer a sa place comme marquée dans l'une de ces cours, à coté de celle d'Alexandre Volta et d'autres grands ouvriers de la science qui ont illustré l'université de Pavie. »

Spallanzani et sa mort

Il a une forte santé qu'il tient de son père, mort à 85 ans. Durant toute sa vie, il n'a eu qu'un seul accès de fièvre, contracté en sortant, par un grand froid, des mines de Chemnitz. Dans sa vieillesse, il a souffert un peu de la goutte (7).
En février 1799, donc à 70 ans, il succombe d'une crise d'urémie. Son masque mortuaire est conservé au musée de la ville de Reggio. Il est enterré à Pavie, mais « ses restes ont été inhumés et dispersés à une date inconnue » (3).

Spallanzani et une conclusion

En conclusion de son ouvrage (7), Jean Rostand a écrit (en 1951) que l'œuvre de Spallanzani a été d'une ampleur exceptionnelle, puisqu'elle porte sur toutes les grandes questions de la vie animale, œuvre marquée par d'admirables découvertes : nature animale des animalcules spermatiques ; retour à la vie, après dessiccation, des rotifères et des tardigrades ; origine germinale des animalcules des infusions ; régénération de la tête chez l'escargot et des pattes chez le triton; digestion artificielle ; insémination artificielle ; généralité du phénomène respiratoire ; comportement extraordinaire des chauves-souris aveuglées...

Partout où Spallanzani a appliqué son effort, il a fait surgir d'importantes vérités. Sans doute a-t-il vécu à une époque où, les techniques étant relativement rudimentaires et la nature à peine déflorée, la découverte était moins difficile que de nos jours. Chaque être vivant, pour ainsi dire, "était un réceptacle de merveilles. Pour étonner la biologie, il suffisait de hacher un polype en morceaux, de décapiter un mollusque, d'élever un puceron en solitude.

Mais on ne saurait expliquer, par les seules circonstances du moment, la prodigieuse réussite de l'abbé Spallanzani. Il a été un expérimentateur hors pair, d'une rare habileté et d'autant plus surprenante qu'il s'était, en somme, instruit et formé tout seul ou à peu près. Non moins que par ses découvertes, il a été grand par la méthode qu'il a appliqué pour y parvenir.

Sur certains points, nous l'avons noté à l'occasion, Spallanzani ne peut se soustraire au despotisme de l'idée préconçue. Mais, d'ordinaire, c'est en toute indépendance, en toute liberté d'esprit, qu'il aborde son sujet, sans tenir compte de ce qu'ont dit ou pensé ses prédécesseurs, pour grande que soit leur célébrité,

sans s'inquiéter de savoir si ses propres constatations s'arrangent ou non avec les connaissances déjà acquises.
Presque toujours, il s'efforce de remonter aux faits, sources des opinions : « C'est au moins, dit-il, ma méthode pour les idées les plus universellement reçues, lorsque les faits peuvent l'enseigner. Quelque respectable que soit l'autorité de ceux qui les ont énoncées, j'en fais toujours l'examen par moi-même, en étudiant les faits qui les ont produites ».
Expérimentateur passionné, Spallanzani ne plaint pas sa peine et ne craint pas de multiplier, de prodiguer les essais. Il les reproduit et les varie sans fatigue ni dégoût, « lors même qu'il est sûr d'avoir bien vu, et qu'il peut croire que ses expériences ont été bien faites »…
Volontiers, Spallanzani tente l'expérience qui pourrait, de prime abord, sembler superflue, soit parce que la réussite s'annonce comme trop certaine, soit parce que, tout au contraire, elle paraît impossible. Il sait, en effet, qu'on peut se tromper dans les deux sens, car l'on ne devine point la nature et jamais on ne se méfie assez de ce qu'on croît connaître d'elle.
Lorsqu'il aborde un problème, Spallanzani l'attaque par tous les biais, sous toutes les faces. Il fait varier à l'extrême les conditions expérimentales, il expérimente « en série », sur le plus grand nombre d'animaux possible, comme pour éliminer les causes particulières, accidentelles, les facteurs individuels.
« Il ne quittait jamais qu'à regret les sujets qu'il avait le plus tourmentés, parce qu'il craignait sans cesse de ne pas les avoir épuisés ». Spallanzani nous a avoué lui-même que, lorsqu'il étudiait « quelque sujet par le moyen des expériences », il avait coutume de le faire « dans tous les sens et dans ceux qui semblent s'éloigner le plus de son premier but ».
Il tient cette façon détournée d'interroger la nature pour fertile en découvertes : « La petite habitude que je me flatte d'avoir acquise dans les matières expérimentales m'a démontré qu'au lieu de prendre un chemin droit, comme fait le plus grand nombre, il est souvent plus avantageux de suivre un chemin de traverse, où non seulement personne n'a encore passé, mais où personne même n'a imaginé de passer ».
L'une des grandes supériorités de Spallanzani est d'avoir implicitement compris le déterminisme physico-chimique des

phénomènes vitaux, dont Claude Bernard, plus tard, formulera les règles.

Qu'il s'agisse de la régénération, de la respiration, de la fécondation, il s'applique à préciser les relations entre le phénomène vital et les conditions extérieures (température, par exemple). Et, surtout, sa visée essentielle, comme nous y avons déjà insisté au cours de cet essai, c'est de reproduire en-dehors de l'organisme ce qui se passe en dedans.

« Nous devons, dit Claude Bernard, autant que nous le pouvons, à l'aide des analyses expérimentales, transporter les actes physiologiques en dehors de l'organisme.

Cet isolement nous permet de voir et de mieux saisir les conditions intimes du phénomène, afin de les poursuivre ensuite dans l'organisme pour interpréter leur rôle vital. C'est ainsi que nous instituons les digestions et les fécondations artificielles pour mieux connaître les digestions, et les fécondations naturelles ».

N'est-il pas hautement significatif que les deux exemples choisis par l'auteur de l'introduction lui aient précisément été fournis par l'œuvre de Spallanzani ? « Transporter les actes physiologiques en dehors de l'organisme », tel est bien le programme de notre savant.

En faisant voir qu'on peut opérer une digestion dans un bol, une fécondation dans un verre de montre, en faisant voir qu'un muscle respire sous une cloche de verre, qu'une méduse desséchée se rallume au contact de l'eau, Spallanzani non seulement facilite l'étude de ces phénomènes, mais il contribue à montrer que leur production ne dépend d'aucune influence mystérieuse, propre à la vie elle-même.

En un mot, il travaille efficacement à réduire le vital au physico-chimique, qui est bien dans le sens de toute la démarche biologique moderne, et cela quelle que soit l'opinion philosophique qu'on professe touchant la nature même et l'origine de la vie. À cet égard, on peut dire que ce prêtre a été le grand initiateur de la biologie antivitaliste.

Spallanzani a été aussi l'un des créateurs de la « biologie comparée ».

Ayant, à un degré éminent, le sens de la diversité des phénomènes vitaux, il a compris qu'il ne peut suffire, pour

comprendre une fonction, de l'étudier sur un seul animal, ni même dans un seul groupe.
Il a compris qu'on doit, autant que possible, élargir le champ de l'investigation afin de pouvoir comparer les résultats obtenus, de les éclairer les uns par les autres et d'atteindre, par là, des conclusions générales.
C'est ainsi qu'à propos de ses expériences, sur la circulation des tritons, il écrit : « Il semble que le naturaliste, comme le philosophe, ne puisse se livrer à la contemplation d'un être vivant sans étendre ses vues sur d'autres individus dont il étudie et compare l'action, et les usages pour déduire, de l'ensemble de quelques faits particuliers, des conséquences générales, pour établir les théories sur des bases solides, et pour reculer les limites de l'entendement humain ».
Spallanzani a discerné l'importance privilégiée qu'offrent, pour le biologiste, les animaux appartenant aux classes inférieures. Chez ceux-ci, en effet, les phénomènes vitaux se présentent souvent avec plus de simplicité et de netteté que chez les organismes plus élevés dans l'échelle animale.
« J'ose dire qu'on serait parvenu à faire plusieurs découvertes avec plus de facilité si l'on avait étudié, dans ce but, un plus grand nombre d'animaux vivants dans leurs diverses classes, sans négliger ceux qui forment les derniers anneaux de la chaîne de l'animalité.
Je crois même que c'est par ceux-ci qu'il faut commencer parce qu'étant les plus simples, il est plus aisé de les observer et qu'ils offrent des échelons qui conduisent de genres en genres, et de classes en classes, aux animaux les plus composés ».
« Il est convenable, dit encore Spallanzani, de commencer les recherches par l'étude des objets les plus simples pour éclairer les plus obscurs ou les plus compliqués ».
Rappelons que Spallanzani a fait plus que quiconque pour introduire les batraciens (grenouilles, crapauds, tritons) au laboratoire, où ils ont pris, non seulement en physiologie, mais en embryologie, la place éminente que l'on sait.
À son ardeur pour la physiologie comparée, on peut rattacher le souci qu'il avait d'établir des rapprochements entre des groupes de faits apparemment éloignés. C'est ainsi qu'ayant constaté l'étonnante résistance à la chaleur que manifestent les germes de certains animalcules des infusions, il recherchera, dans tout le

règne animal et végétal, d'autres faits témoignant une résistance plus grande chez le germe que chez l'organisme développé.
C'est ainsi qu'étudiant la suspension de la vie chez les rotifères et les tardigrades, il la comparera au ralentissement des fonctions vitales qui accompagne l'hibernation chez certains mammifères, etc.
Pour Spallanzani, il n'y a pas de fait isolé dans la nature organique et, à tout phénomène, si exceptionnel qu'il soit, l'on doit trouver des analogues, qui n'en diffèrent que par le degré.
Dans l'éloquent discours qu'il a prononcé en prenant possession de sa chaire à l'université de Pavie (*Prolusio*), Spallanzani s'est plu à tracer un parallèle entre Buffon et Réaumur, ces deux grands génies dont la gloire domine alors l'histoire naturelle, et qui s'opposent tant par l'objet de leurs études que par leurs méthodes de recherches, et leurs tendances philosophiques.
Entre Buffon, grand théoricien, d'imagination prompte et souvent téméraire, trop confiant en la pénétration de son génie, peignant la nature avec magnificence, mais avec trop peu d'égard à la justesse du trait, et Réaumur, patient, scrupuleux, minutieux, féru d'exactitude, respectueux du moindre détail et sévère aux larges entreprises théoriques, Spallanzani n'hésite pas : c'est du second qu'il se déclare le disciple.
Spallanzani, de par la nature même de ses recherches, est contraint à la vivisection, mais peut-être a-t-il poussé un peu loin l'indifférence à l'égard de la souffrance animale.
À la différence de Bonnet, il ne se reconnaît aucun devoir envers les êtres inférieurs en qui il voit uniquement, selon la forte expression de Claude Bernard, des « organismes qui lui cachent des problèmes qu'il veut découvrir ».
Soit qu'il s'agisse des chauves-souris dont il brûle les yeux au fer rouge ou des crapauds qu'il taillade et mutile sans merci, ou des dindons qu'il ouvre tout vivants pour observer les phénomènes de la digestion stomacale, certaines de ses expériences sont si barbares que le seul récit en est pénible pour le lecteur (7).

Spallanzani et Taton

par le Dr Xavier Riaud

Dans son livre *Histoire générale des sciences* (t. II), René Taton mentionne de nombreuses fois les travaux et les recherches de Lazare Spallanzani. Taton n'apporte guère plus que tous les autres auteurs sur notre homme. Il met en avant ses travaux sur la fécondation, sur la digestion ou sur la circulation sanguine, et les nombreuses expériences qu'il a effectuées pour aboutir à ses conclusions. L'originalité de son approche réside dans le fait qu'il n'hésite pas à placer Spallanzani dans les courants de pensées contradictoires de son époque, notamment en dénonçant son analyse, puis sa critique des travaux d'autres biologistes alors contemporains.

Ainsi, a-t-il démontré qu'une expérience de John Tuberville Needham (1713-1781), célèbre biologiste anglais, réalisée en 1740, s'est révélée caduque par des erreurs de mise en œuvre. Convaincu d'un certain mode de stérilisation, le Britannique a constaté, malgré celui-ci, une prolifération d'animalcules importante qu'il a qualifié aussitôt de « *génération spontanée* ». Il a fallu attendre 1770 et les expérimentations de Spallanzani pour démontrer que cette prolifération était anormale et essentiellement due à des erreurs survenues au cours du protocole opératoire. Selon l'Italien, en définitive, il n'y a pas eu ni « *génération spontanée* », ni stérilisation. Needham, ne s'en laissant pas compter, n'a pas hésité à contester et à argumenter de la faiblesse de la démonstration, mais Spallanzani, par une série d'expériences de plus en plus fines, précises et abouties, a enfoncé le clou et mis à mal les théories de Needham, et de ses partisans.

A contrario, homme malgré tout très honnête, devant des théories parfaitement argumentées, notre homme de foi n'hésite pas non plus à les développer, à les peaufiner.

Ainsi, à la fin de sa vie, reprenant les idées de Lavoisier, notre Italien étudie, par des expérimentations systématiques, avec beaucoup d'assiduité, les conditions de la respiration chez les vertébrés et les invertébrés. Il est parvenu, de cette manière, à « *dissocier la fonction respiratoire de l'existence des organes pulmonaires, mettant en exergue de cette manière les bases fondamentales d'une physiologie générale.* »

Références bibliographiques

(1) Castellani C. – Spermatozoan Biology from Leeuwenhoek to Spallanzani. J. Hist. Biol., 1973.
(2) Delabarre M. – Spallanzani, un pionnier de la biologie. Ass. Amic. Cult. Orléanaise de rencontres franco-italiennes, 2004.
(3) Delavault R. – Les précurseurs de la biologie. De l'anatomie à la biologie expérimentale. Corsaire Ed., 1998.
(4) Di Pietro P. – Lazzaro Spallanzani. Aedes Muratoriana, 1979.
(5) Caullery M. – Inauguration de la statue de Lazzaro Spallanzani. Univ. Pavie, 1939.
(6) Montalenti G. – Lazzaro Spallanzani. Le origini della biologia sperimentale. Riuniti Ed., 1981.
(7) Rostand J. – Les origines de la biologie expérimentale et l'abbé Spallanzani. Pasquelle Ed., 1951.
(8) Taton R. – Histoire générale des sciences. Presses universitaires de France Ed., 1957.
(9) Vaccari E. – Lazzaro Spallanzani, un naturaliste italien du XVIIIe siècle et sa contribution aux sciences de la Terre. Comité Fr. Hist. Géologie, 1996.
(10) Wrotnowska D. – Les « Opuscules » de Lazzaro Spallanzani, analysés par Pasteur. Soc. Fr. Hist. Méd., 1973.

Les auteurs suivants sont nommés dans le texte, avec indication des publications consultées : Maurice Caullery, Dominique Decobecq et Valentin Daucourt. Des extraits de leurs travaux en sont tirés.

Remerciements

Tous mes remerciements vont à Robert Delavault, à Jean-Guy Ferrand et à Robert Sire pour leur contribution directe, ou indirecte, au présent ouvrage. Ma gratitude s'adresse aussi à Xavier Riaud pour son soutien et son intérêt permanent pour tout ce qui concerne l'histoire de la médecine. Sans lui, sans son travail éditorial de mise en pages, rien n'aurait été possible sur ce livre et de nombreux autres.

Table des matières

Santé et Médecine aux éditions L'Harmattan

Dernières parutions

QUESTION DE SOIN
Resweber Jean-Paul
L'auteur de ce livre met en perspective la double visée qui caractérise tout geste de soin : celle qui fait appel à l'art, au sens antique du terme (*tekhnè*) et celle qui mobilise une bienveillance attentionnée envers autrui (*care*). On découvrira ici les éléments fondamentaux d'une éthique du soin. on se demandera si le geste de soin, enraciné dans le souci de soi et le souci pour l'autre, n'est pas constitutif du lien social.
(25.00 euros, 252 p.) ISBN : 978-2-336-00485-3, ISBN EBOOK : 978-2-296-51141-5

PRATIQUES SOIGNANTES ET DÉPÉNALISATION DE L'EUTHANASIE
Mallet Donatien - En collaboration avec les docteurs Godefroy Hirsh, Sophie Olivereau, Nolwenn Begat, François Chaumier et Valérie Duchêne
Dans le contexte social et politique actuel, des soignants ont souhaité réfléchir à leur pratique au cas où le législateur envisagerait une dépénalisation de l'euthanasie. Si l'interdit de l'homicide n'est plus un repère collectif, chaque citoyen, chaque soignant, chaque équipe devra constituer ses propres repères, afin de déterminer ce qui fait sens ou non-sens pour le patient, ses proches, mais aussi l'ensemble de la société.
(24.50 euros, 246 p.)
ISBN : 978-2-336-00614-7, ISBN EBOOK : 978-2-296-50856-9

QUOTIDIEN (LE) D'UNE VISITEUSE MÉDICALE
Ou la promotion du médicament en France
Wasselin Julie - Préface de Michel Dégrange
A l'heure des scandales liés à l'utilisation abusive de certaines molécules par les laboratoires pharmaceutiques essentiellement soucieux de transformer le malade en consommateur, Julie Wasselin révèle ce qu'elle a dû accepter pour gagner sa vie. Elle dépeint sa profession de visiteuse médicale, décriée et mal connue, avec un humour teinté d'une pointe de nostalgie, parce que tout n'a pas été noir...mais aussi, sans plus aucune illusion.
(21.00 euros, 212 p.) ISBN : 978-2-336-00319-1, ISBN EBOOK : 978-2-296-50995-5

PARCE QUE C'ÉTAIT TOI... PARCE QUE C'ÉTAIT NOUS
Le combat de mon enfant handicapé
Rémi Christelle
Quatre années pour avoir un troisième enfant... Quatre années encore pour essayer d'apprivoiser le handicap... Et seulement quelques heures pour que tout s'écroule. Voici l'histoire d'Elio, petit garçon handicapé moteur.
(17.00 euros, 182 p.) ISBN : 978-2-296-99510-9, ISBN EBOOK : 978-2-296-50841-5

VOL (LE) DES MARTINETS
Ma vie, mes envies d'infirme moteur cérébral de 50 ans
Sala Gilles
Gilles Sala connaît « l'enfermement », conséquence d'une hémorragie cérébrale à la naissance, il veut faire comprendre que malgré un lourd handicap, il est possible d'avoir une vie très enrichissante. Dans ce volume, Gilles raconte son quotidien, ses rêves, ses joies, ses peines. Il nous fait part de son vécu, avec ses difficultés de communication sans la parole, de ses expériences, de ses engagements. Il nous parle d'espérance et de sa volonté toujours intacte de ne jamais se laisser abattre.
(13.50 euros, 118 p.) ISBN : 978-2-336-00622-2, ISBN EBOOK : 978-2-296-50942-9

VIEILLISSEMENT ET ALZHEIMER – Comprendre pour accompagner
Gil Roger
L'allongement de la vie a révélé l'ampleur épidémiologique de maladies neurodégénératives comme la maladie d'Alzheimer. Cette dernière bouleverse le sentiment de soi de manière tout autre que le vieillissement normal. Cet ouvrage s'adresse à tous ceux, professionnels, parents, chercheurs qui s'interrogent sur les moyens et la manière de repenser l'humain et d'accompagner la personne.
(14.00 euros, 136 p.)
ISBN : 978-2-336-00294-1, ISBN EBOOK : 978-2-296-50822-4

MALTRAITANCE EN EHPAD
Chroniques de ces petits riens qui nuisent au quotidien
Mialocq Henri
Ce livre explore les différents lieux du vivre ensemble en EHPAD avec ce qui fait la souffrance de l'usager et la pénibilité du travail. Il en résulte une approche ample et concrète qui permet d'interroger les situations auxquelles sont confrontés les personnes âgées et les intervenants. La maltraitance en creux se loge dans les négligences, inerties, habitudes ou rigidités qui, inconscientes, viennent grever le quotidien.
(Coll. La gérontologie en actes, 19.00 euros, 192 p.)
ISBN : 978-2-336-00165-4, ISBN EBOOK : 978-2-296-50871-2

GABRIEL ANDRAL, PIONNIER DE L'HÉMATOLOGIE
La médecine dans le sang
Teyssou Roger
Ce livre retrace la carrière d'un honnête homme, comme on l'entendait au siècle des Lumières et d'un savant, émule de Laënnec. Gabriel Andral (1797-1876), professeur de pathologie médicale à la faculté de médecine de Paris, est un des personnages les plus représentatifs de la médecine française de l'époque romantique et des débuts de l'aire industrielle. Ses travaux sur les maladies du sang en font le créateur de l'hématologie.
(Coll. Acteurs de la Science, 39.50 euros, 410 p.)
ISBN : 978-2-336-00612-3, ISBN EBOOK : 978-2-296-50866-8

RÉCEPTION (LA) DE L'ACUPUNCTURE EN FRANCE
Une biographie revisitée de George Soulié de Morant – (1878-1955)
Nguyen Johan
A partir de 1930, l'acupuncture commence à être pratiquée par les médecins français et des consultations sont créées dans les hôpitaux parisiens, grâce

à George Soulié de Morant (1878-1955), sinologue et consul de France en Chine. Témoin, lors d'une épidémie de choléra, de l'efficacité remarquable de l'acupuncture, il devient «médecin chinois». Mais ce récit officiel est porteur de bien des ambiguïtés. Ce livre explique comment et pourquoi l'acupuncture a pu s'implanter en France en 1930 et en France seulement.
(24.00 euros, 232 p.)
ISBN : 978-2-336-00358-0, ISBN EBOOK : 978-2-296-50809-5

ASPECTS DE LA RÉSISTANCE BACTÉRIENNE AUX ANTIBIOTIQUES
Michel-Briand Yvon
Les avertissements concernant l'extension de la résistance bactérienne se multiplient. Déjà en 1945, Fleming n'avait-il pas mis en garde la population contre une utilisation abusive de la pénicilline pouvant conduire à l'apparition et à la propagation de bactéries résistantes ? Manque de détermination, inconscience, profit financier ou manque de crédits, emprise de multinationales ? Voici une vision d'ensemble des problèmes de la résistance bactérienne aux antibiotiques.
(Coll. Acteurs de la Science, 33.00 euros, 320 p.)
ISBN : 978-2-336-00546-1, ISBN EBOOK : 978-2-296-50889-7

CONNAISSEZ-VOUS VOTRE RISQUE CARDIOVASCULAIRE ?
Les nouveaux et les anciens facteurs de risque
Thouin Jacky
Sans le savoir, vous ou l'un de vos proches risquez peut-être d'avoir une crise cardiaque ou une attaque cérébrale, en raison d'une athérosclérose silencieuse. Les facteurs, bien connus de cette maladie, diabète, cholestérol, hypertension, ne suffisent pas toujours à détecter une situation à risque. Cet ouvrage aborde les nouveaux indicateurs dont dispose la médecine et renseignera le lecteur sur les comportements à risque.
(Coll. Ethique et pratique médicale, 17.50 euros, 176 p.)
ISBN : 978-2-336-00429-7, ISBN EBOOK : 978-2-296-50724-1

DRAME (LE) DE L'EXCISION
Doré Louisiane - Préfaciers Docteur Pierre Foldes et Docteur Gérard Zwang
60.000 fillettes excisées en France et 130 millions de femmes au total dans le monde. L'auteur décrit le « terrible drame » de l'excision et les différentes formes que revêt cette blessure féminine. Nous dévoilant les récits poignants de ces femmes mutilées, elle nous confie également leurs craintes au sujet du devenir de leurs filles. Louisiane Doré élève vivement sa voix pour l'abolition de cet acte barbare.
(22.00 euros, 218 p.)
ISBN : 978-2-296-99484-3, ISBN EBOOK : 978-2-296-50772-2

MOI MAXIME, AUTISTE... JE PEUX ENFIN M'EXPRIMER !
Notre histoire, une méthode
Berthaut Patricia, Gaillard Maxime
Une mère découvre en 2002 une méthode, la Communication facilitée, qui permet à son fils autiste de s'exprimer. Après une période de questionnements,

et à la demande de Maxime alors âgé de 17 ans, ils témoignent et donnent des conseils concrets pour pratiquer cette méthode. A-t-on le droit de les priver d'un nouveau moyen d'expression et de reconnaissance de leur intelligence, parce que la science n'a pas encore pu réaliser les recherches adéquates ? Pourquoi taire une vérité factuelle vécue tous les jours ?
(22.50 euros, 228 p.)
ISBN : 978-2-336-00423-5, ISBN EBOOK : 978-2-296-50622-0

MYTHE (LE) INFIRMIER – Ou le pavé dans la mare !
Nadot Michel
Dans une grande partie de l'espace francophone, il existe des facultés de sciences infirmières. Mais en quoi les soins infirmiers sont-ils infirmiers ? Alors que des milliers de personnes se réclament du terme infirmier, celui-ci reste d'origine méconnue et relève du mythe derrière lequel toute une profession s'abrite. C'est l'histoire d'un mot que propose cet ouvrage sur le soin, à partir de recherches historiques inédites permettant à une profession de retrouver la mémoire.
(Coll. Ethique et pratique médicale, 25.50 euros, 256 p.)
ISBN : 978-2-296-99288-7, ISBN EBOOK : 978-2-296-50465-3

SANTÉ : QUE FAIRE POUR SAUVER NOTRE SYSTÈME ?
Prieur Christian
Pour renoncer au financement à crédit de notre système de santé, il faut à la fois réguler les dépenses de santé en adaptant le système productif de soins aux nouvelles maladies comme aux nouvelles techniques médicales et financer les dépenses en faisant appel aux différents types de ressources affectées à la santé (financement solidaire de l'assurance maladie obligatoire, financement mutualisé des complémentaires et paiement direct par les ménages dans le respect de la justice et de la solidarité).
(20.00 euros, 204 p.) ISBN : 978-2-296-99088-3, ISBN EBOOK : 978-2-296-50088-4

OSTÉOPATHIE (L') D'A.T STILL ET CE QUI S'ENSUIT
ou Ostéopathie et étiomédecine
Ferrero Daniel - Préface de Jean-Luc Michel
Que vous soyez thérapeute, patient ou curieux d'entrevoir une partie de la fantastique complexité de l'être humain, cet ouvrage vous plonge dans une découverte fascinante : celle de l'étiomédecine, inventée par le Dr Jean-Louis Brinette et dont Daniel Ferrero est un des tout premiers disciples. Ce type de traitement est déroutant puisqu'il consiste à rechercher, par l'intermédiaire de la prise du pouls, l'information qui décrit les causes de la pathologie.
(16.50 euros, 164 p.)ISBN : 978-2-296-99677-9, ISBN EBOOK : 978-2-296-50253-6

L'HARMATTAN, ITALIA
Via Degli Artisti 15; 10124 Torino

L'HARMATTAN HONGRIE
Könyvesbolt ; Kossuth L. u. 14-16
1053 Budapest

ESPACE L'HARMATTAN KINSHASA
Faculté des Sciences sociales,
politiques et administratives
BP243, KIN XI
Université de Kinshasa

L'HARMATTAN CONGO
67, av. E. P. Lumumba
Bât. – Congo Pharmacie (Bib. Nat.)
BP2874 Brazzaville
harmattan.congo@yahoo.fr

L'HARMATTAN GUINÉE
Almamya Rue KA 028, en face du restaurant Le Cèdre
OKB agency BP 3470 Conakry
(00224) 60 20 85 08
harmattanguinee@yahoo.fr

L'HARMATTAN CAMEROUN
BP 11486
Face à la SNI, immeuble Don Bosco
Yaoundé
(00237) 99 76 61 66
harmattancam@yahoo.fr

L'HARMATTAN CÔTE D'IVOIRE
Résidence Karl / cité des arts
Abidjan-Cocody 03 BP 1588 Abidjan 03
(00225) 05 77 87 31
etien_nda@yahoo.fr

L'HARMATTAN MAURITANIE
Espace El Kettab du livre francophone
N° 472 avenue du Palais des Congrès
BP 316 Nouakchott
(00222) 63 25 980

L'HARMATTAN SÉNÉGAL
« Villa Rose », rue de Diourbel X G, Point E
BP 45034 Dakar FANN
(00221) 33 825 98 58 / 77 242 25 08
senharmattan@gmail.com

L'HARMATTAN TOGO
1771, Bd du 13 janvier
BP 414 Lomé
Tél : 00 228 2201792
gerry@taama.net

639207 - Février 2016
Achevé d'imprimer par

1livre.com
du rêve à la réalité !

www.ingramcontent.com/pod-product-compliance
Lightning Source LLC
LaVergne TN
LVHW021237061026
849535LV00008B/3104